ケアの根拠がわかる

先輩ナースが書いた
消化器外科ノート

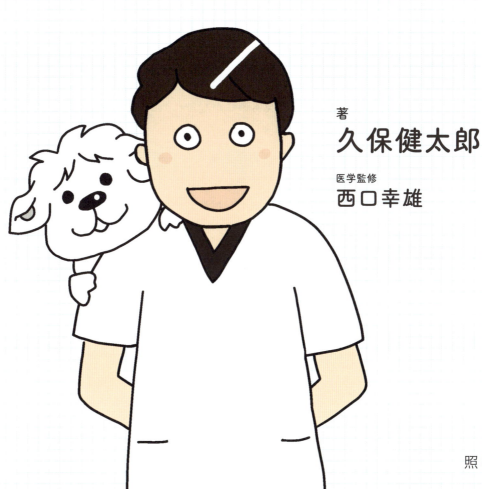

著
久保健太郎

医学監修
西口幸雄

照林社

消化器外科ナースにとって大事なこと

　2017年夏にドクターヘリ、救急医療をテーマにしたテレビドラマが放映されました。その登場人物の1人にフライトナースがおり、彼女は大変優秀な看護師として描かれていました。

　例えば主人公の医師が、転落による出血性ショックの患者さんの手術の際、出血部位が見つけられずにいたところに、別の医師が助け舟を出し、おなかの中に手を入れて出血部位を突きとめるというシーン。医師が「見つけた！　右の総腸骨静脈からだ」と言うと同時にナースは遮断鉗子を渡していました。このようなナースの、次を予測した動きというのはドラマの中で随所に見られました。

　なぜ彼女はこんなに仕事ができるのでしょうか？　それは圧倒的な医学的知識があるからだと思います。次に何を必要とするかを予測するには、医師と同じような知識がないといけません。

　私が看護師1年目のころ、当時一緒に働いていた消化器外科の先生に言われた言葉を今でも覚えています。「外科病棟で働いているんだったら、看護師も外科医と同じ知識をもって同じ判断ができるようにならないと。看護師は薬を処方したり検査をしたりはできないけれど、同じことを観察して同じ判断はできるはずだ」という言葉です。

　看護師は医者とは違うという意見もあるかもしれませんが、看護師が医学的知識をもって周術期管理を行うことは、患者さんにとって大きなメリットがあると思います。海外には看護師が優秀だと死亡率が低下するという論文もあるくらいですから。「最近はクリニカルパスやマニュアルが充実しているので、多少知識がなくてもそのとおりに動けば大丈夫」という意見もあるかもしれません。でもイレギュラーなことが起こったときには、クリニカルパスやマニュアルだけでは対処できないことも多いのです。それにマニュアルどおりに動くだけでは全然仕事が楽しくないですよね？　自分で考えて行動して患者さんがよくなったとき、誰かに褒められたときは、やっぱりうれしいものです。

　消化器外科ナースにとって必要な医学的知識とは何でしょうか？　そもそも消化器外科ナースの役割って何でしょうか？　消化器外科ナースの最も重要な役割は「合併症の予防と早期発見」だと思います。それには手術や合併症の理解が必要です。

　私は手術室看護師の経験はないので、手術方法やおなかの中のことは正直よくわか

りません。しかし、ある程度手術の知識がないと合併症のイメージも浮かびませんし、患者さんに何かを聞かれたときにもうまく答えることができません。また単にマニュアルに書いてあることを観察していても、合併症の知識がないとそれが正常か異常かがわからず、見ているだけという状態になります。学生のときに実習でよく言われたように、「根拠をもって観察する」ことは大事だと思います。

　看護師向けの一般的な本には、「ああする」「こうする」という方法論的なことは書かれているのですが、「なぜそうするのか」という根拠の部分があまり述べられていない気がします。本書は方法論的なものではなく、根拠や考え方を重視して書いています。看護師として、消化器外科ナースが病棟で働くうえで必要と感じた医学的情報をまとめるようにしました。

　私には新人のころから自分が勉強したことや、先輩や先生に教えてもらった内容を継ぎ足しながらつくっている勉強ノートがあります。今でもそのノートを病棟に置いて、わからないことがあればそれを見て確認しています。この本はその勉強ノートをベースにつくっています。まさに私の頭の中そのもので、中堅ナースがどのように考え行動しているかがわかると思います。でも、これは私が見直ししやすいようにつくったノートです。みなさんにとって、欲しい知識がすべて載っているわけではないと思います。マーカーを引いたり、メモを書いたり、資料を貼ったりして、自分だけのノートにしてください。

　本書をたくさんの消化器外科ナースのみなさんに読んでいただけるとうれしいです。

　最後に、本書に登場するイラスト案をつくってくださり、医学的知識をたくさん教えていただいた飯田優理香先生、本書全体の医学監修をしていただいた西口幸雄先生、各領域をみていただいた井上透先生、玉森豊先生、村田哲洋先生、山崎智朗先生、さまざまなご意見をいただいた当院看護部すみれ16病棟のみなさん、刊行に尽力していただいた照林社の鈴木さんに心からお礼申し上げます。

2018年4月

久保健太郎

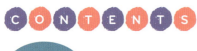

その1 周術期管理 ... 1

1 術前の検査 ... 2
心電図、胸部X線検査、血液検査、呼吸機能検査（スパイロメトリー）

2 麻酔
- ❶ 全身麻酔 ... 8
- ❷ 脊髄くも膜下麻酔 ... 11
- ❸ 硬膜外麻酔 ... 14

3 術後の管理
- ❶ 帰室時の管理 ... 16
- ❷ ドレーン管理 ... 20
- ❸ 早期離床 ... 28
- ❹ 深部静脈血栓症、肺血栓塞栓症 ... 30
- ❺ 疼痛コントロール ... 34
- ❻ 手術創の管理 ... 40
- ❼ 栄養管理 ... 43
- ❽ ストーマケア ... 47

4 ERAS ... 55

5 ハイリスク患者の管理
- ❶ 高血圧の患者 ... 60
- ❷ 糖尿病の患者 ... 63
- ❸ 抗血栓薬内服中の患者 ... 65
- ❹ 呼吸器疾患の患者 ... 68
- ❺ CKD患者、透析患者 ... 70

Column
自己紹介 viii ／私の看護師1年目 27 ／周術期管理、昔と今で変わったこと 39 ／はじめての急変 72 ／患者さんからよくある質問 124 ／薬での大失敗 146 ／私の勉強法 177

その2 消化器外科で特に多い手術 73

1 胃がん
❶胃がんの手術方法 74
❷胃がんの周術期管理 77
❸胃がん術後の合併症 83

2 大腸がん
❶大腸がんの手術方法 87
❷大腸がんの周術期管理 91
❸大腸がん術後の合併症 95

3 食道がん
❶食道がんの手術方法 98
❷食道がんの周術期管理 102
❸食道がん術後の合併症 109

4 その他の手術 112

急性虫垂炎の手術、鼠径ヘルニアの手術、
痔核・痔瘻の手術、ストーマ閉鎖術、
腹腔鏡下胆嚢摘出術、肝切除術、膵頭十二指腸切除術

その3 手術以外の検査・治療 125

1 ポリペクトミー、EMR、ESD
❶ ポリペクトミー（内視鏡的ポリープ切除術）....126
❷ EMR（内視鏡的粘膜切除術）..................126
❸ ESD（内視鏡的粘膜下層剥離術）..................126

2 ERCP 関連
❶ ERCP（内視鏡的逆行性胆膵管造影）..........132
❷ EBD（内視鏡的胆管ドレナージ）..............132
　 ENBD（内視鏡的経鼻胆管ドレナージ）......132

❸ EST（内視鏡的乳頭括約筋切開術）………… **134**

EPBD（内視鏡的乳頭バルーン拡張術）…… **134**

3 PTCD、PTGBD

❶ PTCD（経皮経肝胆管ドレナージ）………… **136**

❷ PTGBD（経皮経肝胆囊ドレナージ）……… **136**

4 PEG

❶ PEG（経皮内視鏡的胃瘻造設術）…………… **140**

\ こんなときどうする？ /

その4 術後によくあるトラブル………… **147**

❶ 術後の発熱………………………… **148**

❷ "痛がり"の患者…………………… **152**

❸ 術後せん妄………………………… **153**

❹ 術後の尿閉………………………… **156**

❺ 術後の AF………………………… **158**

その5 消化器外科でよく使う薬 ………… **161**

消化管を動かす薬………… **162**	整腸薬 ……………………… **164**
胃酸を抑える薬…………… **162**	鎮痛薬 ……………………… **164**
胃粘膜を保護する薬……… **162**	漢方薬 ……………………… **165**
吐き気止め ………………… **162**	痔の薬 ……………………… **166**
下剤 ………………………… **163**	内視鏡の前処置で使う薬 … **166**
下痢止め …………………… **163**	内視鏡の鎮静で使う薬…… **166**

その6 消化器外科でよく使う用語・略語 ………… **167**

- 本書で紹介している治療・ケア方法などは、執筆者が臨床例をもとに展開しています。実践により得られた方法を普遍化すべく努力しておりますが、万一本書の記載内容によって不測の事故等が起こった場合、著者、出版社はその責を負いかねますことをご了承ください。なお、本書掲載の写真は、臨床例のなかからご本人・ご家族の同意を得て使用しています。
- 本書に記載している薬剤等の選択・使用方法については、出版時最新のものです。薬剤等の使用にあたっては、個々の添付文書を参照し、適応・用量等は常にご確認ください。

装丁：伊延あづさ（アスラン編集スタジオ）
本文デザイン・DTP 制作：伊延あづさ、佐藤純（アスラン編集スタジオ）
カバー・本文イラスト：吉村堂（アスラン編集スタジオ）

本書の特徴と活用法

私が新人のころから長年使っている勉強ノートをベースに、
消化器外科の看護師が知っておきたいことを
1冊にまとめました。

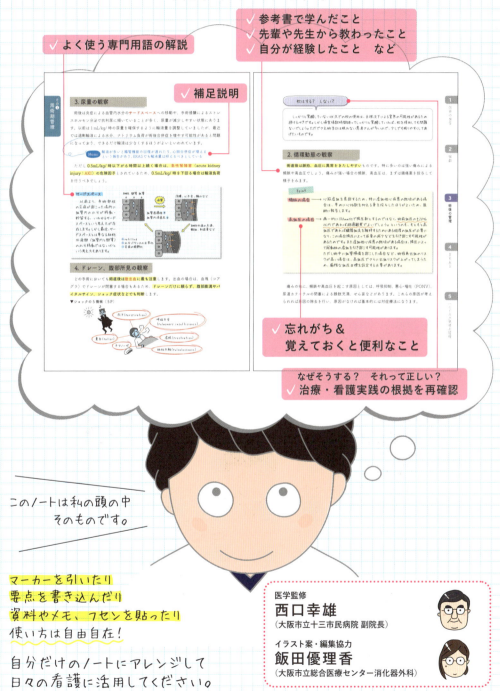

- ✓ よく使う専門用語の解説
- ✓ 参考書で学んだこと
- ✓ 先輩や先生から教わったこと
- ✓ 自分が経験したこと　など
- ✓ 補足説明
- ✓ 忘れがち＆覚えておくと便利なこと
- なぜそうする？　それって正しい？
  ✓ 治療・看護実践の根拠を再確認

このノートは私の頭の中そのものです。

マーカーを引いたり
要点を書き込んだり
資料やメモ、フセンを貼ったり
使い方は自由自在！

自分だけのノートにアレンジして
日々の看護に活用してください。

医学監修
西口幸雄
（大阪市立十三市民病院 副院長）

イラスト案・編集協力
飯田優理香
（大阪市立総合医療センター消化器外科）

自己紹介

　私は現在 13 年目の看護師です。今でこそ男性看護師もかなり多くなりましたが、私が看護学校に入学した当時は、まだそれほど多くはありませんでした。なぜ私が看護師になろうと思ったかというと、高校3年で進路を決めるとき、特にやりたいことがなかったのですが、そんなとき進路指導の先生に「看護師とか向いているのでは？」と言われたことと、ちょうどそのころ男性看護師が主人公のドラマが放映されていて、その2つがきっかけになりました。

　卒業後は大阪府済生会吹田病院に入職しました。学生時代の実習病院でもあり、実習でストーマの患者さんを2人受け持った際、皮膚・排泄（WOC）ケア認定看護師とかかわる機会があり、「かっこいいなー」と思ったからでした。ここでは消化器外科病棟に配属され、ストーマや褥瘡の勉強に力を入れていました。

　4年目にウロストミーも学びたいと思い希望を出し、泌尿器科・呼吸器外科・心臓血管外科の混合病棟に異動しました。次に興味をもったのが栄養管理です。雑誌「エキスパートナース」（照林社発行）で井上善文先生の「マンガでわかる 栄養管理のエキスパートナースになろう！」という連載を読んで、「栄養管理っておもしろそうだな」と感じたのがきっかけです。一緒に働いていた呼吸器外科の先生が熱心に栄養管理に取り組まれていて、実際の患者さんを通していろいろ教えていただいたのも大きかったと思います。

　そして看護師8年目に、ストーマと栄養管理をもっと学びたいと思い、その分野で有名な西口幸雄先生がいらっしゃる大阪市立総合医療センターに移りました。いまは消化器外科病棟で楽しく働いています。

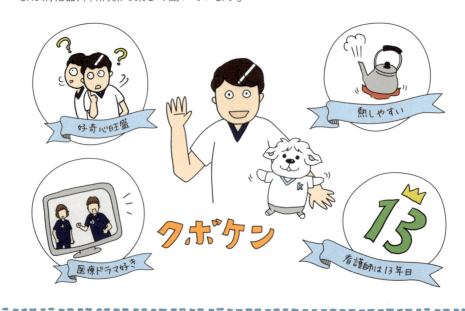

その1

周術期管理

消化器外科の勉強というと、
疾患や手術、合併症のことを
思い浮かべる人が多いかもしれません。
もちろんこれらの知識は大事ですが、
外科ナースにとっては周術期に行う
1つ1つのことについて理解することも必要です。
特に最近はERASに基づいた周術期管理が行われているので、
ERASについては知っておくとよいと思います。

その❶ 周術期管理

1 術前の検査

　周術期にどのようなリスクがあるかを知るために、術前にルーチンでいくつかの検査を行います。日本では術前に何を検査しないといけないという決まりはなく、施設ごとの決まりに基づいて行われていることが多いと思います。

　最近では、術前検査をしたところで周術期の管理方法が変わることはあまりなく、手術の延期やコスト増につながるといった理由から、ルーチンには必要ないのではないかという意見もあります。海外ではどういった患者に術前検査が必要かというガイドラインがいくつか存在しますが、日本にはまだありません。

1. 心電図

　不整脈や心筋虚血などの評価になり、術中術後に異常が起こった場合に比較ができます。

　海外のガイドラインでは、「心血管系の合併症や症状を有する場合、または中等度～高リスクの手術を受ける場合は術前心電図を施行すべき」としています[1, 2]。

> **看護師がみるポイント**
>
> 　例えば術前に心房細動（AF）がなかった人が術後AFになった場合、早めに対処が必要になるので、術前の不整脈の有無は必ずチェックしておきます。
> 歩行やベッドの上り下りのときの息切れの有無など、実際の症状も観察しましょう。
>
> ▼AFの例
>
>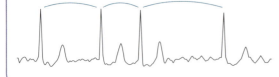
>
> ・不規則な収縮
> ・P波はなく、細かい波がみられる

2. 胸部X線検査

　無気肺、肺炎、気胸や胸水貯留、心臓の大きさで心不全の有無をみることができます。

　海外のガイドラインでは、「肺合併症のハイリスクあるいは心血管系合併症の徴候が認められる場合は術前胸部X線検査を施行すべき」としています[1, 2]。

▼胸部X線画像の例

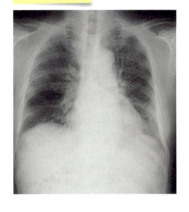
正常

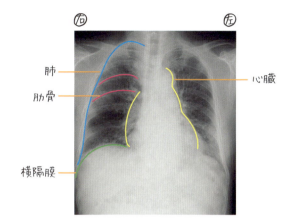
右　左
肺
肋骨
横隔膜
心臓

肺炎　すりガラス陰影

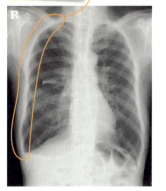
気胸　肺の血管が写っていない

心不全

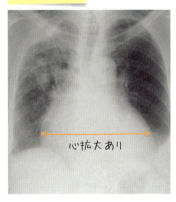
心拡大あり

胸水

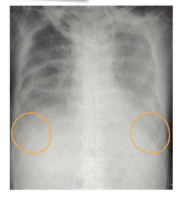
肋骨横隔膜角（肺の一番下の、正常であれば尖っている部分）に水がたまって尖っていない

看護師がみるポイント

術後に熱が出て、術前の胸部X線画像と比較して肺野が白っぽくなっていれば肺炎を疑うなど、アセスメントに使えます。心不全がある患者さんでは、心臓の大きさをチェックして心不全が悪化していないかも確認しましょう。胃がんや食道がんの術後などは、術中操作や縫合不全が原因で胸水がたまることもあるため、術前からみておきましょう。麻酔科医は気管の太さや長さ、変形の有無などをみて挿管のしやすさがわかるそうです。

3. 血液検査

❶全血算（complete blood count：CBC）

主にヘモグロビン値（Hb）、白血球数、血小板数をみて、貧血や感染症の有無を確認します。

以前は術前にHbが10を切ると輸血を行っていましたが、現在は推奨されていません。基本的にはHb 7〜8で輸血を行い、10以上に回復させる必要はないとされています。

海外のガイドラインでは、「炎症性疾患、腎不全、肝機能障害、貧血やその徴候を有する患者、出血が予測される手術では施行すべき」[1]としています。

看護師がみるポイント

Hb8以下では術前に輸血を行う可能性があります。また、ふらつきによる転倒にも注意が必要です。

❷生化学検査

主に腎機能（BUN、Cre、eGFR）、電解質（Na、K、Cl）、血糖、肝機能（AST、ALT）をみます。

生化学検査の必要性に関しては、海外のガイドラインにも明確な記載はありません。

一般的に腎機能検査は、腎機能障害の既往や腎機能に影響を及ぼす薬を服用している場合には必要であると考えられます。また薬の量の調整にも用いられるので、中等度〜高リスク手術では必要でしょう。

糖尿病は、術前のルーチン検査ではじめて指摘される人が約5％[3]と多いようです。糖尿病の既往は術後合併症や死亡率が増加するため、重要な検査項目の1つです。

肝機能検査は、肝臓手術や肝硬変を指摘されている場合には必要であると考えられています。

看護師がみるポイント

　もともと腎機能障害がある場合は、非ステロイド性抗炎症薬（NSAIDs）でさらに腎機能を悪化させることがあるため、術後の鎮痛薬については医師に確認しましょう。クリニカルパスで画一的にNSAIDsになっている施設も多いので、注意しておいたほうがよいでしょう。

　肝機能障害がある場合は、アセトアミノフェンが肝機能を悪化させることがあるため、積極的には使いにくいです。

❸凝固検査

　基本的にはプロトロンビン時間（PT）と活性化部分トロンボプラスチン時間（APTT）をみます。PTとAPTTが正常であれば、その他の検査は不要です。必要に応じてフィブリノゲン、FDP、Dダイマー、ATⅢなどを測定します。

　手術時の出血のリスクが増す疾患を見落とさないことがルーチン検査の目的です。また、凝固異常は手術だけでなく麻酔方法にも影響し、出血傾向のある患者さんでは硬膜外麻酔や腰椎麻酔で硬膜外血腫のリスクが高くなります。

　海外のガイドラインでは、「凝固異常の既往がある患者、抗凝固薬を服用している患者、腎疾患・肝疾患を有する患者、出血リスクの高い手術を受ける患者では考慮すべき」[1]としています。

看護師がみるポイント

　凝固異常のある場合は、特に出血性合併症に注意して観察します。術後出血だけでなく消化管出血などにも注意が必要です。抗血栓薬を中止している場合は、逆に心筋梗塞、脳梗塞などにも注意します。採血や点滴の際にも注意深く止血確認を行います。

❹血液ガス（arterial blood gas analysis：ABG）

　酸素が血中に十分に取り込まれているか（酸素化能）、二酸化炭素が排出できているか（換気能）、酸塩基平衡（アシドーシス、アルカローシス）が保持されているかを判定することができます。

　呼吸器合併症がある患者さんにおいては、その患者さんの普段の二酸化炭素の貯留や酸素化に関する情報が得られるため、術前にルーチンで検査を行っている施設もあれば、呼吸機能検査（スパイロメトリー）を実施できない患者さんに、代わりに行っているという施設

もあるでしょう。

　しかし普段の酸素化は、SpO₂ で代用できるため、ABG は必要ありません。SpO₂ 91〜95％では、96％以上であった群よりも術後肺合併症が増加し、90％以下ではさらに増加することが報告されている[4]ため、==酸素化の低下が術後肺合併症のリスク因子==であることは間違いありません。

　二酸化炭素については、PaCO₂ が 45mmHg（Torr）以上の場合は、術後肺合併症の高リスクであるという症例報告はいくつかありますが、それを裏づけるだけのデータはありません。

> **看護師がみるポイント**
>
> 　PaO₂（SpO₂）の低下や、PaCO₂ の上昇がみられる場合は、術後肺合併症に特に注意します。術後の疼痛コントロールを積極的に行い、離床を進めるなどの配慮が必要です。

❺感染症

　B 型肝炎、C 型肝炎、梅毒（に加えて HIV）の検査を行う施設も多いです。これらの検査の目的は医療従事者や他の患者さんに感染させないためです。しかし最近では、「すべての患者が感染症をもっている可能性があるとの前提で対策しなさい」というスタンダードプリコーションの概念が浸透しており、上記 4 つの感染症の有無にかかわらず対策は変わらないため、==検査する意味は少ない==という意見もあります。

❻血液型、不規則抗体スクリーニング検査、交差適合試験

　一般的に術前は、血液型（ABO 型、Rh 型）をルーチンで検査する施設が多いです。また血液型の検体取り違えを防ぐために、==異なるタイミングで採血した検体で 2 回検査を行う==必要があります。

　輸血を行う可能性があれば、**不規則抗体スクリーニング検査、交差適合試験（クロスマッチ）**を行います。不規則抗体スクリーニング検査は患者さんの血中に存在する約 20 種類の抗体を検出するものです。クロスマッチは実際に輸血する血液と患者さん自身の血液を事前に混合して、異常な反応（凝集や溶血）が起きないかを調べる検査です。術中に輸血を行う可能性が高い場合は、事前にクロスマッチを終わらせて手術室に準備しますが、輸血の可能性が低い場合は **T＆S（タイプ・アンド・スクリーン）** に基づき準備します。

> **T&S（タイプ・アンド・スクリーン）**
>
> 輸血の可能性が低い手術の血液準備システムのことです。血液型が2回以上検査して確定、Rh陽性、不規則抗体陰性が条件で、術前に輸血とクロスマッチ用の検体を準備しておき、術中、輸血が必要と判断された場合に、クロスマッチを行います。これは術前にクロスマッチをしてしまうと、もうその血液は使えないため、貴重な血液をムダにしないためです。

4. 呼吸機能検査（スパイロメトリー）

　肺切除術の術前においては必須の検査ですが、それ以外の手術前の必要性については賛否両論あります。呼吸機能検査で異常がある場合は術後肺合併症のリスクが上がるという報告[5]もあれば、術後肺合併症の発生群と無発生群で、呼吸機能に変わりはなかったという報告[6]もあり、ルーチンですべての手術の術前に行うことは推奨されていません。

　慢性閉塞性肺疾患（chronic obstructive pulmonary disease：COPD）患者に限定すると、1秒率50％未満で術後肺合併症発生率は高いという報告[7]があります。COPD患者やその疑いがある場合に、重症度や診断をつけるために用いるのがよいとされています。

看護師がみるポイント

　呼吸機能の異常がある場合は、特に術後の疼痛コントロールを行う、術後できるだけ頭部挙上をする、離床を進めるなど、呼吸機能異常がない患者さんよりも積極的に行う必要があります。

文献

1) Committee on Standards and Practice Parameters, Apfelbaum JL, Connis RT, Nickinovich DG, et al. Practice advisory for preanesthesia evaluation: an updated report by the American Society of Anesthesiologists Task Force on Preanesthesia Evaluation. *Anesthesiology* 2012；116：522-538.
2) Fleisher LA, Fleischmann KE, Auerbach AD, et al. American College of Cardiology; American Heart Association. 2014 ACC/AHA guideline on perioperative cardiovascular evaluation and management of patients undergoing noncardiac surgery: a report of the American College of Cardiology/American Heart Association Task Force on practice guidelines. *J Am Coll Cardiol* 2014；64：e77-e137.
3) Lauruschkat AH, Arnrich B, Albert AA, et al. Prevalence and risks of undiagnosed diabetes mellitus in patients undergoing coronary artery bypass grafting. *Circulation* 2005；112：2397-2402.
4) Canet J, Gallart L, Gomar C, et al. ARISCAT Group. Prediction of postoperative pulmonary complications in a population-based surgical cohort. *Anesthesiology* 2010；113：1338-1350.
5) Barisione G, Rovida S, Gazzaniga GM, et al. Upper abdominal surgery: does a lung function test exist to predict early severe postoperative respiratory complications? *Eur Respir J* 1997；10：1301-1308.
6) Lawrence VA, Dhanda R, Hilsenbeck SG, et al. Risk of pulmonary complications after elective abdominal surgery. *Chest* 1996；110：744-750.
7) Kroenke K, Lawrence VA, Theroux JF, et al. Postoperative complications after thoracic and major abdominal surgery in patients with and without obstructive lung disease. *Chest* 1993；104：1445-1451.

その① 周術期管理

2 麻酔

　病棟看護師で、「麻酔はよくわからない」と感じている人は多いのではないでしょうか。私もその1人です。しかし、外科病棟で働いていれば、患者さんに麻酔のことを質問されることもありますし、麻酔の知識がないと手術記録や手術室看護師からの申し送りが理解できないこともあります。そのため病棟看護師であっても、麻酔についてある程度は知っておいたほうがよいと思います。

1 全身麻酔

　鎮痛、鎮静、不動化（筋弛緩） が目的です。静脈麻酔薬、吸入麻酔薬、筋弛緩薬などを組み合わせて行います。

1. 全身麻酔の流れ

① 手術室入室

② 末梢静脈ルート確保

③ 硬膜外カテーテル挿入

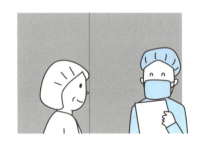

④ 酸素投与

⑤ プロポフォールやチオペンタールなどで眠らせる（鎮静）

⑥ 筋弛緩

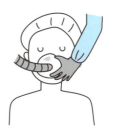

⑦ 挿管

⑧ 人工呼吸器につなぐ

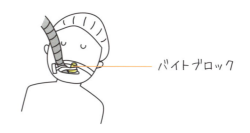

バイトブロック

⑨ 吸入麻酔薬や静脈麻酔薬などで麻酔を維持する

⑩ 手術が終わりに近づくと麻酔薬を徐々に減量

⑪ 手術が終わると麻酔薬を中止する

⑫ 患者の意識が回復し（覚醒）
手を握る・深呼吸ができる
（筋弛緩効果の消失）など、
呼吸状態の安定を
確認し抜管する

麻酔終了後は不穏や呼吸抑制に注意！

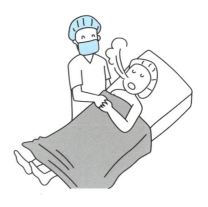

2. 全身麻酔に使われる薬

❶静脈麻酔薬

静脈から投与する麻酔薬のことで、鎮静薬、鎮痛薬、その両者を併せもつ薬があります。

▼主な静脈麻酔薬

薬剤名（商品名）	作用	特徴
プロポフォール （ディプリバン®）	鎮静	・現在の主流となっている ・短時間作用型で麻酔導入や覚醒が早い ・術後悪心・嘔吐（PONV → p.19）が少ない
チオペンタール （ラボナール®）	鎮静	・超超短時間作用型で、20秒で意識消失し、15分で覚醒する ・喘息やアレルギーを惹起する可能性があり、これらの患者には禁忌である
ジアゼパム（セルシン®） ミダゾラム（ドルミカム®）	鎮静	・作用発現までに1〜2分かかる ・気管挿管前の鎮静や内視鏡検査などに使われる
ケタミン （ケタラール®）	鎮静 鎮痛	・鎮痛、鎮静の両方の作用があり注目されている ・呼吸抑制、血圧低下はしにくい。悪夢の副作用がある
フェンタニル	鎮痛	蓄積性があり、長時間手術では呼吸抑制に注意
レミフェンタニル （アルチバ®）	鎮痛	・超短時間作用型でただちに効果が消失する ・ERAS（→ p.55）でも術後覚醒にすぐれるという理由で推奨されている

❷吸入麻酔薬

Memo 例：セボフルラン（セボフレン®）など

鎮痛、鎮静、筋弛緩薬増強の3つの作用を併せもち、主に麻酔維持に用いられますが、これだけでは不十分なため、オピオイドや硬膜外麻酔の併用が必要です。

❸筋弛緩薬

Memo 例：ロクロニウム（エスラックス®）など

気管挿管時と麻酔維持で使われます。気管挿管時には、筋弛緩薬を投与すると喉頭展開しやすいので気管挿管がしやすくなります。麻酔維持としては体表面の手術や開頭手術では不要ですが、開腹手術は十分な筋弛緩が得られていないと手術がしにくいため必要です。

また、筋弛緩薬の拮抗薬を使用することをリバースといいます。リバースの目的は筋弛緩の効果を消失させることです。ネオスチグミンメチル硫酸塩（ワゴスチグミン®）やスガマデクスナトリウム（ブリディオン®）などの薬剤があります。

脊髄くも膜下麻酔

くも膜下腔に局所麻酔薬を注入する方法です。==腹部以下の下半身のみを麻痺させることができる==ため、意識・呼吸・循環に影響を与えず全身麻酔より安全と考えられています。持続投与はできないため、==短時間手術（2時間以内）に限られます==。

▼脊髄くも膜下麻酔のイメージ

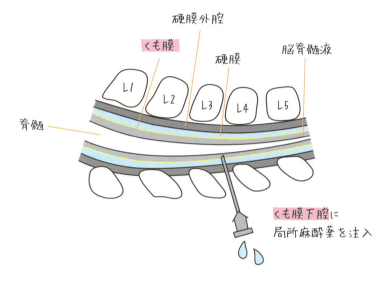

サドルブロック

脊髄くも膜下麻酔の1つで、麻酔範囲が自転車に乗ったときにちょうどサドルに当たる部分に限局されるため、サドルブロックと名づけられました。肛門、会陰部や泌尿器科の小さい手術のときに行われます。麻酔範囲が小さいため術中の血圧低下や術後の下肢の脱力がないというメリットがあります。

▼サドルブロックの麻酔範囲

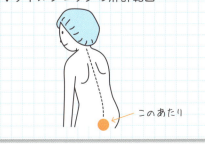

> 脊椎麻酔？ 脊髄麻酔？ 腰椎麻酔？ 脊髄くも膜下麻酔？

さまざまな呼び方がありますが、意味はすべて同じです。日本麻酔科学会の「麻酔科学用語集」には「脊髄くも膜下麻酔」とあります。

脊髄くも膜下麻酔は英語で「spinal anesthesia」というので「スパイナル」といったり、腰椎穿刺（lumber puncture）の場所に局所麻酔薬を入れるので「ルンバール」といったりします。

1. 麻酔薬

Memo 髄液の密度より高いか低いか

ブピバカイン塩酸塩（マーカイン®）などの局所麻酔薬が用いられます。<u>高比重液</u>と<u>等比重液</u>があり、高比重液は頭を高くすると液が尾側に広がり、頭を低くすると頭側に広がります。等比重液は重力の影響は受けにくいとされています。

注入後に必要な範囲の麻酔が得られれば、体位を水平にして手術を始めます。

▼局所麻酔薬の比重

一般名	濃度	溶解液	比重
ブピバカイン塩酸塩	0.5%	注射液	等比重
		7.27% グルコース液	高比重
ジブカイン塩酸塩	0.3%	5.0%生理食塩液	高比重
テトラカイン塩酸塩	粉末	—	—

Point

高比重の麻酔薬注入後は、体位を調整

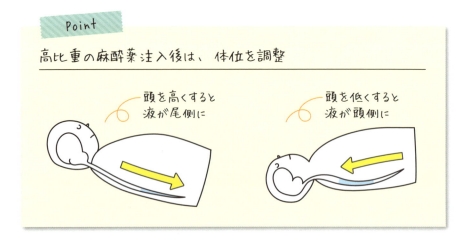

頭を高くすると液が尾側に

頭を低くすると液が頭側に

2. 麻酔高の判定

> **Memo** 麻酔が効いている範囲

デルマトーム（何番の脊髄が皮膚のどの部分を支配しているか）に従って、麻酔の効いている範囲を判定します。

判定方法にはアルコール綿を皮膚に当てて冷たいかどうかを確認するコールドテストや、尖ったもの（アルコール綿のパッケージの角など）を当ててチクチクするかどうかを確認するピンプリックテストなどがあります。

▼デルマトーム

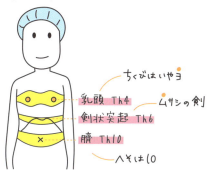

> **Memo** 脊髄はそれぞれ番号が付けられている。デルマトームは何番の脊髄が皮膚のどの部分を支配しているのかを示したもの

▼麻酔高の判定方法

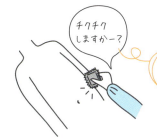

3. 術後合併症

合併症	特徴
頭痛	・穿刺部位から髄液が漏出し、脳圧が低下することで起こる ・術後に頭を挙上しないことが予防策といわれているが、それを否定する意見もある ・座位や立位で増強、臥位で緩和し、ほとんどの人は1週間程度で自然に軽快するが、長引く場合は、自己血パッチで穴を塞ぐ必要がある
悪心・嘔吐	・全身麻酔と同じく、女性で多いともいわれている
神経症状	・下半身の麻痺やしびれ、膀胱直腸障害などの神経障害がまれに生じる ・血腫や膿瘍、穿刺時の神経根損傷（穿刺時に電撃痛）などの原因があるが、原因不明なこともある

その❶ 周術期管理

 硬膜外麻酔

　硬膜外腔に局所麻酔薬を注入する方法です。全身麻酔と併用し、「鎮痛」を硬膜外麻酔に任せることで、全身麻酔の薬の量を減らすことができます。また硬膜外カテーテルは術後も継続して使用可能なので、==術後の鎮痛にもよく使われます。==

> **Memo**
> 臨床の現場では「エピ」とか「エピドラ」などといわれ、これは英語の「epidural anesthesia」の略

1. 硬膜外カテーテルの管理

　カテーテルが抜けかけたり折れ曲がったりしていると効果が現れないので、==カテーテル挿入部の観察が必要==です。
　術後は鎮痛が主な目的ですが、==腸管麻痺や外科的糖尿病の予防効果もある==といわれています。そのため==「痛がっていないし、邪魔だから早く抜いてもらいましょう」というのはダメ==です。

2. 術後合併症

合併症	特徴
尿閉	・局所麻酔薬による骨盤神経と陰部神経の麻痺が原因。オピオイドを使用している場合にはオピオイドによっても起こる ・硬膜外鎮痛の中止あるいは、尿道カテーテルの挿入で対処する
カテーテル抜去困難	・棘突起による圧迫や結節形成、カテーテルの絡まりなどが原因 ・無理に引っ張るとカテーテルが断裂する可能性がある ・挿入時の体位にすると抜去できることがある
神経症状	・下半身の麻痺やしびれなどの神経障害がまれに生じる ・穿刺時の神経損傷や細菌感染、血腫などの原因があるが、特に血腫は早期の血腫除去が必要。腰背部痛、下半身の麻痺、しびれが突然発症した場合や、症状が増悪する場合には疑う必要がある ・血腫は硬膜外カテーテルの挿入時よりも抜去時のほうが3倍起こりやすいという報告があり、ヘパリン投与中などは抜去前にあらかじめ中止しておく必要がある

▼硬膜外麻酔は、抜去時のほうが血腫が起こりやすい

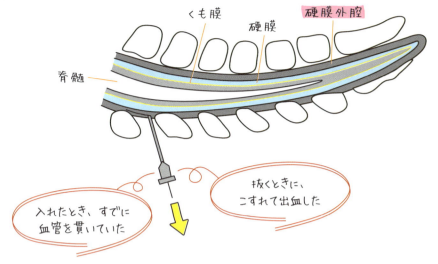

抜去後の異常の観察が大事!

> **Point**
> 硬膜外カテーテル挿入中〜抜去後の観察
> ✓ 刺入部からの出血がないか
> ✓ 術前にはなかった腰背部痛
> ✓ 手術室退室時になかったしびれ・麻痺の出現
> ✓ 感染や薬剤による線溶系亢進（PT活性低下、PT-INR上昇）

3 術後の管理

1 帰室時の管理

1. 麻酔からの覚醒を観察

病室に帰ってきたら、まずは麻酔からの覚醒を観察します。
自発呼吸が10回/分以上で、開眼・離握手（手を握ったり離したり）など簡単な指示に応じる場合は全覚醒、不十分であれば半覚醒と判断します。

> **Memo** 全覚醒状態であれば、頭部を30度ほど挙上すると、横隔膜が下がり呼吸しやすくなる

● 半覚醒で病室に戻ってきた場合

麻酔薬の効果が残っていると、再度意識レベルの低下、舌根沈下、呼吸抑制が起こることがあるため、注意が必要です。患者さんのそばで意識レベル、呼吸の仕方、呼吸数、SpO_2 を注意深く観察します。

● 意識レベル低下、舌根沈下、呼吸抑制によるSpO_2低下が起こった場合

まずは頭部後屈・下顎挙上をして気道確保し、医師を呼びます。その後は医師の指示で、オピオイド拮抗薬（ナロキソン）や筋弛緩拮抗薬（ワゴスチグミン®、ブリディオン®）を投与したり、マスク換気やエアウェイの挿入（気管挿管）を行います。

ルーチンの酸素投与は必要？

低酸素血症は術後に最も多く起こる合併症で、発生頻度は2〜40%と報告されています[1]。術直後に起こる早期低酸素血症と、術後2〜7日目に起こる遅発性低酸素血症に分けられます。早期低酸素血症は麻酔薬の残存が主な原因で、術後ルーチンの酸素投与は早期低酸素血症の予防のために行われています。もちろん手術をした人全員が低酸素血症になるわけではないため、必ずしもルーチンで酸素投与を行う必要はありませんが、いったん覚醒したと思っても再度呼吸抑制が起こることもあるため、安全管理上の理由で行われています。
　最近、高濃度酸素（酸素濃度80%以上）が手術部位感染（surgical site infection；SSI）を予防する可能性があるという報告もあります[2]。

> **枕はする？　しない？**

　しっかりと覚醒していない状況での枕の使用は、舌根沈下による窒息の可能性があるため避けるべきです。しかし帰室後数時間経ってしっかりと覚醒していれば、枕を使用しても問題ないでしょう。ただでさえ術当日は眠れない患者さんが多いので、少しでも眠りやすくしてあげたいものです。

2. 循環動態の観察

　==術直後は脈拍、血圧に異常をきたしやすい==ものです。特に多いのは強い痛みによる頻脈や高血圧でしょう。痛みが強い場合の頻脈、高血圧は、まずは鎮痛薬を投与して様子をみます。

> **Point**
>
> **頻脈の場合** ⟶ 心筋虚血を惹起するため、特に虚血性心疾患の既往がある場合は、早めに心拍数を抑える薬を投与したほうがよいため、医師に報告します。
>
> **高血圧の場合** ⟶ 画一的に180mmHgで降圧剤とするのではなく、術前血圧の±20%以内であれば経過観察でよいでしょう。というのも、もともと高血圧であれば臓器血流を維持するためにある程度の血圧が必要になり、この場合降圧によって尿量の減少などを引き起こす可能性があるためです。また虚血性心疾患の既往がある場合は、降圧によって冠動脈の虚血を引き起こす可能性があります。
> ただし術中に血管損傷を起こした場合など、術後再出血のリスクが高い場合は、高血圧でさらに出血リスクが上がってしまうため、厳格な血圧目標を設定する必要があります。

　痛みの他に、頻脈や高血圧を起こす原因としては、呼吸抑制、悪心・嘔吐（PONV）、尿道カテーテルの閉塞による膀胱充満、せん妄などがあります。これらの原因が考えられれば原因の除去を行い、原因がなければ基本的には対症療法になります。

3. 尿量の観察

術後は炎症による血管内水分の**サードスペース**への移動や、手術侵襲によるストレスホルモン分泌で抗利尿に傾いていることが多く、尿量が減少しやすい状態にあります。以前は1mL/kg/時の尿量を確保するように輸液量を調整していましたが、最近では過剰輸液による水分、ナトリウム負荷が術後合併症を増やす可能性があると問題になっており、できるだけ輸液は少なくするほうがよいといわれています。

> **Memo** 輸液が多いと腸管機能の回復が遅れたり、心肺合併症が増えるという報告があり、ERASでも輸液量は抑えるべきとしている

ただし 0.5mL/kg/時以下が6時間以上続く場合は、**急性腎障害（acute kidney injury：AKI）の危険因子**とされているため、0.5mL/kg/時を下回る場合は輸液負荷を行うべきでしょう。

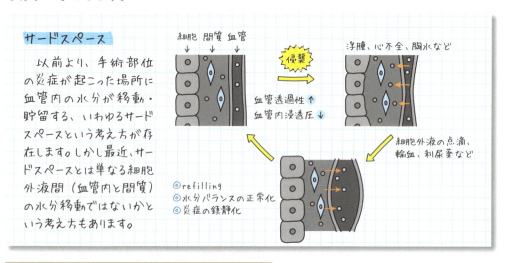

4. ドレーン、腹部所見の観察

どの手術においても**術直後は後出血に最も注意**します。出血の場合は、血塊（コアグラ）でドレーンが閉塞する場合もあるため、**ドレーンだけに頼らず、腹部膨満やバイタルサイン、ショック症状などでも判断**します。

▼ショックの5徴候（5P）

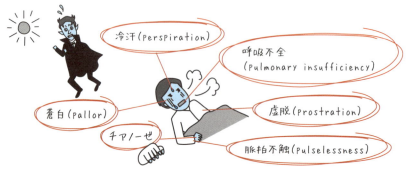

5. 術後悪心・嘔吐（PONV）の有無

Memo　postoperative nausea and vomiting

　PONVを起こしやすい人というのは明らかになっており、①女性、②乗り物酔い・PONVの既往、③非喫煙者、④術後のオピオイド使用が4大リスク因子です。ERASでもリスク因子が2個以上あれば予防策をとるべきとしていますが、日本ではまだまだPONV予防を行っている施設は少ないかもしれません。そのため起こってから対処しているのが現状です。

▼PONVを起こしやすい人

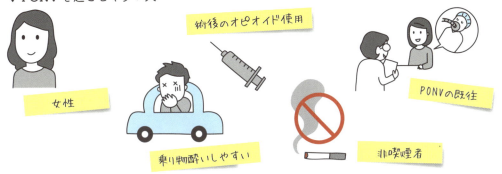

　PONVが起こった場合は、オピオイドを投与していれば中止あるいは減量が望ましいため、医師に相談し、また塩酸メトクロプラミド（プリンペラン®）などの制吐剤を投与します。

6. せん妄の有無

　麻酔による一過性（術後数時間）のものが多いです。このタイプのせん妄は過活動型（興奮する、暴れるなど）が多く、ドレーンの自己抜去などの恐れもあり、やむを得ず身体拘束を要することがあります。ただし短時間で元に戻る場合が多く、元に戻れば身体拘束は解除します（→ p.153）。

文献

1）Canet J, Mazo V. Postoperative pulmonary complications. *Minerva Anestesiol* 2010 ; 76 : 138-143.
2）Yeghiazarians Y, Braunstein JB, Askari A, et al. Unstable angina pectoris. *N Engl J Med* 2000 ; 342 : 101-114.

② ドレーン管理

ドレーンとは、手術部位に留置して、血液、リンパ液、滲出液、膿汁、消化液などを体外に排出するチューブのことです。ドレーンは開腹しなくてもおなかの中の状態を知ることができ、合併症の早期発見が主な役割です。合併症の早期発見は外科ナースにとっても最も重要な役割といっていいでしょう。そのため消化器外科ナースにとってドレーンの知識は非常に重要です。

1. ドレーンの目的

ドレーンは目的に応じて、情報ドレーン、予防的ドレーン、治療的ドレーンに分類されます。多くの場合、2つ以上の目的を有することが多いです。

❶情報ドレーン

術後出血や縫合不全、膵液ろうなどの合併症を早期に発見するために挿入します。

❷予防的ドレーン

術後に血液やリンパ液、滲出液などが貯留すると腹腔内膿瘍が起こる可能性があるため、それを予防する目的で挿入します。通常の定期手術で挿入されるドレーンは、情報ドレーンと予防的ドレーンを兼ねている場合が多いです。

❸治療的ドレーン

縫合不全や腹腔内膿瘍、膵液ろうなどの合併症が起こったときは、ドレナージそのものが治療となるため、そのような場合には治療的ドレーンとなります。治療的ドレーンは手術中だけでなく、新たに超音波やCTをみながら経皮的に挿入することもあります。

2. ドレーンの種類

❶開放式ドレーン

> **Memo**
> 液体に細い管を立てると管内の液面が上昇する現象

体外でドレーンを短く切断して開放し、毛細管現象を利用してドレナージを行う方法です。代表的なものにペンローズドレーンがあります。先端を開放しているため排液の受け皿はなく、ガーゼに染み込ませる方法や、ストーマ装具のようなドレーンパウチを貼って排液をためる方法（パウチング）があります。

その❶ 周術期管理

❷閉鎖式ドレーン

　体外に誘導したドレーンがバッグなどに接続され、外界から閉鎖されているものです。サイフォンの原理でバッグの高さによる圧力差を利用して排液させる受動的ドレナージと、持続吸引器などで陰圧をかけて排液する能動的ドレナージがあります。
　閉鎖式ドレーンは開放式ドレーンに比べて逆行性感染が少ないことが明らかになっており、CDCガイドラインでも、ドレーンを挿入する場合は手術部位感染（SSI）予防のために"閉鎖式ドレーンを用い、できるだけ早く抜去する"ことが推奨されています[1]。

▼ドレーンの種類

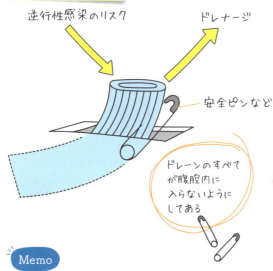

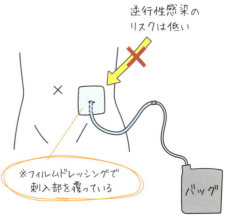

Memo
患者さんは管につながれないので、活動が制限されにくいという利点があり、昔は開放式ドレーンがよく用いられていた。しかし、逆行性感染の危険性や頻回なガーゼ交換といった負担、排液量測定ができない、ドレーン周囲に皮膚障害ができやすいなどの欠点も多く、現在は閉鎖式ドレーンが主流になっている

▼閉鎖式受動的ドレーンの例

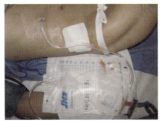

バッグはドレーン挿入部より低い位置に

▼閉鎖式能動的ドレーンの例

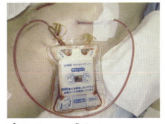

陰圧バッグの場合は「陰圧がかかっているか」注意が必要

3. ドレーンの留置部位

患者さんが仰臥位になったときに体液が貯留しやすい部位である解剖学的陥凹部に、ドレーンの先端を留置することが基本です。具体的には以下の部位に留置することが多いです。

❶ 左右横隔膜下

呼気時に横隔膜が挙上されると、陰圧が生じて、腹水などが貯留しやすくなります。

❷ ウィンスロー孔

「網嚢孔」ともいい、胃、肝臓、十二指腸などによって囲まれた袋状の空間のことをいいます。

❸ モリソン窩

「肝腎陥凹」ともいい、肝臓と右腎臓の間にある腹水などが貯留しやすい部位です。仰臥位で右上腹部の最下部になり、500mL以上の液体を貯留できます。

❹ ダグラス窩

「直腸子宮窩」ともいい、文字どおり直腸と子宮の間に存在する腔のことをいいます。子宮は女性にしかないため、ダグラス窩は女性にしか存在しませんが、男性の場合は同様の位置に相当する「膀胱直腸窩」のことを、便宜上ダグラス窩と呼ぶこともあります。ダグラス窩は立位、臥位ともに最下部であり、腹水などが貯留しやすい部位です。

❺ 左右傍結腸溝

上行結腸や下行結腸の外側にある空間のことをいいます。

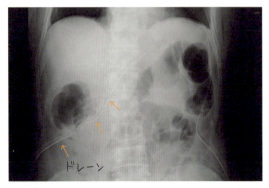

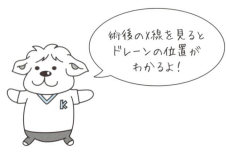

▼ドレーンの留置部位

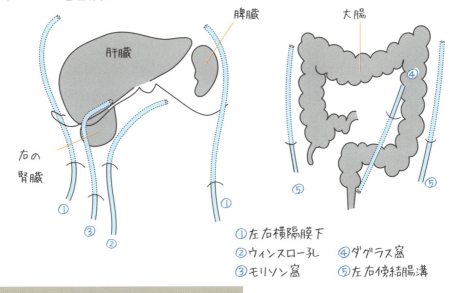

① 左右横隔膜下
② ウィンスロー孔
③ モリソン窩
④ ダグラス窩
⑤ 左右傍結腸溝

4. ドレーンの管理

❶ ドレーン排液の観察

　ドレーン管理において最も重要なのは、日々のドレーン排液の観察です。具体的には**排液の性状、量、臭い**などを観察します。

　排液の性状はドレーンの留置部位によって異なりますが、基本的な腹腔内の情報ドレーン、予防的ドレーンであれば、術直後は血性であったものが、時間経過とともに**淡血性→淡々血性→漿液性**と変化していきます。

▼ドレーン排液の変化の例

術後の時間経過 →

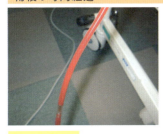
淡血性

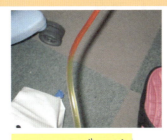
淡々血性（淡黄血性）

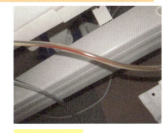
漿液性

　量は、術直後は術中の洗浄液が含まれるため、時間経過とともに減少します。ただし**急激な排液量の減少はドレーンの閉塞や屈曲、位置異常を疑う**必要があります。また一般的に**血性の排液が1時間当たり100mL以上排出する場合は、術後出血が疑われる**ので、早急なドクターコールが必要です。

▼ドレーン排液の異常例

腸液様

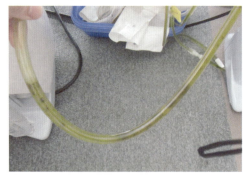

黄色や緑色で残渣物が混じり腸液様。縫合不全を疑う

乳び性

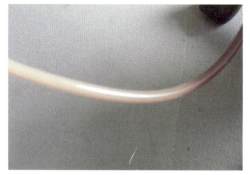

食後に白くなったら乳びを疑う

膿性①

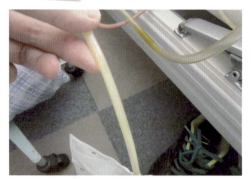

典型的な膿

膿性②

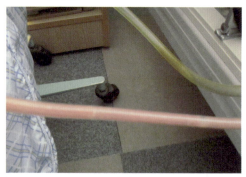

乳びとまぎらわしいが、食後などと関係なく、この色の場合は膿の可能性が高い

膿性③

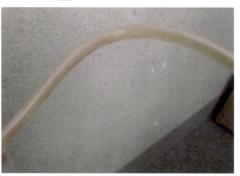

膵液ろうに感染が加わると、このように灰色っぽくなる

※膿性にはいろいろな色があります

❷ドレーンの固定

　ドレーンが事故（自己）抜去しないように、刺入部近傍の皮膚とドレーンを縫合糸で固定します。開放式ドレーンの場合は、腹腔内への迷入を予防するために安全ピンなどを通します。閉鎖式ドレーンの場合は、体動時に引っ張られないようなゆとりのある長さとして、剥がれにくいテープで確実な固定を行います。刺入部の縫合糸やテープの固定状態も日々観察する必要があります。

▼剥がれにくいテープの固定方法

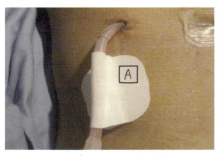
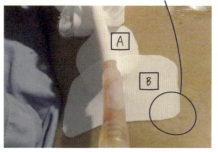

①ドレーンが皮膚から1cm程度の高さになるように、テープAを装着する

②切り込みを入れたテープBで補強し、剥がれを防ぐ

❸ドレーンによる痛み

　ドレーンによる痛みの原因は、刺入部の皮膚の痛み、ドレーンが臓器を刺激する痛み、感染による痛みなどが考えられます。特に径が太く材質が硬いドレーンでは痛みが強い傾向にあります。ドレーンによる痛みも手術部位の痛みと同じく、鎮痛薬などを投与して十分な鎮痛処置を施す必要があります。

❹逆行性感染

　逆行性感染とはドレーンを長期的に留置した結果、外界からの細菌感染をきたしたものを指し、縫合不全や遺残膿瘍とは区別します。逆行性感染を起こす要因としては、開放式ドレーン、ドレーンの長期留置、不適切な管理方法などが挙げられます。

　看護師が行うべきことはドレーンの適切な管理です。閉鎖式ドレーンであれば排液バッグは挿入部より常に低い位置とし、排液バッグが床に直接接触しないようにします。閉鎖式吸引ドレーンの場合は、排液バッグを挿入部より低い位置にする必要はありませんが、排液バッグが排液で満たされているとそれ以上は吸引できないため、排液が多い場合はこまめに捨てる必要があります。

　ドレーン刺入部は滅菌されたフィルムドレッシング材で被覆することで、細菌の浸入を防ぎ、ガーゼ交換にかかる労力やコストを抑えることができ有用です。ドレーン

刺入部の消毒については現在では不要との意見が一般的で、ドレーン刺入部の汚染が
あった場合は生理食塩液などを用いて洗浄します。

❺ドレーンの抜去

　ドレーン抜去のタイミングに関しては明確な基準はありません。各施設によっても
基準は異なっていると思われますし、最近はクリニカルパスでドレーン抜去の日を決
めているという施設も多いのではないでしょうか。

　一般論でいえば、ドレーンの目的によって異なります。情報ドレーンであれば術後
出血や縫合不全がなければ早急に、予防的ドレーンでは性状が清明で排液量が減少し
てきた時点で抜去するのが適当でしょう。ドレーンを長期に留置すると、逆行性感染
などの合併症を起こすリスクが高くなるので、必要がなければ早期抜去が原則です。
治療的ドレーンでは、当然治療目的によって異なり、縫合不全であれば縫合不全が治
癒してから、膿瘍であれば膿瘍腔が狭小化してからなど、全身と局所の状態が改善し
た段階でドレーンも抜去します。

文献

1) Mangram AJ, Horan TC, Pearson ML, et al. Guideline for prevention of surgical site infection, 1999. Centers for Disease Control and Prevention (CDC) Hospital infection Control Practices Advisory Committee. *Am J Infect Control* 1999 ; 27 : 97-132.

私の看護師 1年目

はじめての夜勤で、高カロリー輸液を急速滴下してしまう…。

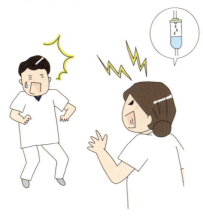

患者さんの腕や首の向きなどで速度が変化することもあるので、点滴中はこまめに滴下をチェックすべきと学びました。

経管栄養のボトルを消毒薬から出して、ビショビショのまま患者さんのところへ…。

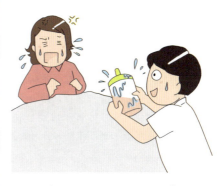

どんなに急いでいても、ていねいに仕事しなければいけないと反省しました。

術後に不穏になった患者さん。じつは呂律が回らなくなり麻痺が出てきていたのに気づかず、翌朝先生が気づき検査をすると脳梗塞だった…。

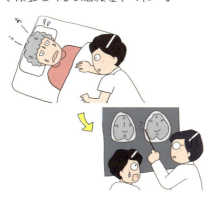

不穏のときは他の観察がおろそかになりやすいけれど、きちんと観察しないといけないと痛感しました。

「術後の患者さんが嘔吐しました」と単純に報告したら、質問攻めに…。

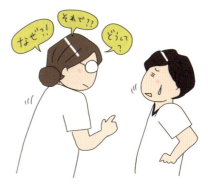

自分でしっかりアセスメントして、何をしてほしいのかを伝えることが大事だと学びました。

失敗から学ぶことも多く、失敗にめげず、続けていくことが大事です。原因を必ず振り返り、同じミスを繰り返さないようにしましょう。

３ 早期離床

「ベッド上安静は麻薬」だと聞いたことがあります（※麻薬とは医療用麻薬の意味ではありません）。楽で気持ちがいいけれど、どんどん身体がむしばまれていくという意味だそうです。==ベッド上安静は、楽という以外のメリットはほとんどありません。==逆にデメリットはたくさんあります。術後合併症を予防し、早期回復するために早期離床はとても重要です。

> **Point**
> ベッド上安静のデメリット
> ◎ インスリンの感受性が低くなり外科的糖尿病になりやすい
> ◎ 筋肉量や筋力が低下するため廃用症候群やサルコペニア（筋肉の減少）が進行する
> ◎ 呼吸機能が低下するため呼吸器合併症が増える
> ◎ 深部静脈血栓症による肺塞栓のリスクが上がる　など

1. いつから離床する？

消化器外科手術後は一晩ベッド上安静として、翌日から離床を始めるというのが一般的でしょう。最近では、術当日の麻酔から覚めた時点で離床を始めるという施設も増えてきています。ヨーロッパのことではありますが、ERAS（→ p.55）では手術当日から2時間以上ベッドから離れることを推奨しています。

安全性はどうなのか気になるところですが、肺がん手術患者を対象として、術後4時間に離床開始群と術翌日離床開始群との比較で、合併症発生率は変わらず、術当日でも安全に離床できたと結論づけています[1]。

2. 離床する前の準備

離床を始める前の確認事項として、==全身状態が安定していること==、==痛みがコントロールされている==ことの2点が重要です。バイタルサインに異常をきたしている場合は、無理に離床を進めるべきではありません。

> **痛みが強い場合は？**
>
> 痛みが強い場合は絶対に離床は進まないので、離床する前の痛みのコントロールは非常に重要です。安静時に痛みがなくても、起き上がるときなどに痛みが強くなることも多いので、特に初回の離床前には、予防的に鎮痛薬を投与しておくのがよいでしょう。

大事！

3. どうやって離床する？

　最初から難なく座ったり立ったりできる人もいますが、侵襲の大きな手術ほど急に座ったり立ったりすると苦痛を感じる人も多いです。まずは徐々に頭部挙上角度を高くしていき、端座位、立位、足踏み、歩行と、無理のない程度で少しずつ進めていくのがよいでしょう。途中で悪心や冷汗などを感じる人も珍しくありません。まれに一時的に失神する人もいます。このような場合はすぐに臥床してもらい、バイタルサインを測定します。臥床してしばらくすると改善してくることがほとんどですが、改善がみられない場合には、肺塞栓の可能性も考えます。

▼離床の流れ

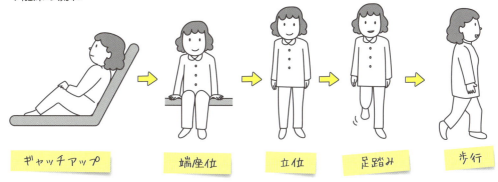

　離床を阻害する因子として、身体にまとわりつくライン類が多いことが挙げられます。離床の促進にはラインの整理はとても重要で、尿道カテーテル、点滴ラインや輸液ポンプ、心電図やSpO_2モニターなど、外せるものは外すことが望ましいです。

　患者さんの離床意欲を喚起する工夫として、万歩計を使って「術後○日目には○歩歩く」などの目標設定をしたり、離床日誌を書いてもらうという取り組みも効果的でしょう。

▼離床を促進するために

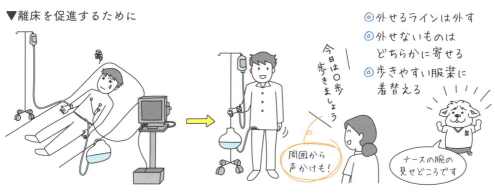

文献

1 ）Kaneda H, Saito Y, Okamoto M, et al. Early postoperative mobilization with walking at 4 hours after lobectomy in lung cancer patients. *Gen Thorac Cardiovasc Surg* 2007；55：493-498.

4 深部静脈血栓症、肺血栓塞栓症

下肢の静脈には、筋膜より浅い表在静脈と深い深部静脈があり、深部静脈に血栓ができることを深部静脈血栓症（deep vein thrombosis：DVT）といいます。肺血栓塞栓症（pulmonary embolism：PE）は静脈や心臓内でできた血栓が剥がれて、肺血管を閉塞させる疾患であり、死亡率が14％と高く、死亡例の40％が1時間以内の突然死とされています。PEの原因の90％はDVTであると報告されており、PEを防ぐためにはDVTを防ぐ必要があります。特に消化器外科手術を受ける患者さんはDVTの危険因子を多数もっている人が多く、DVTのリスクが高いといえます。

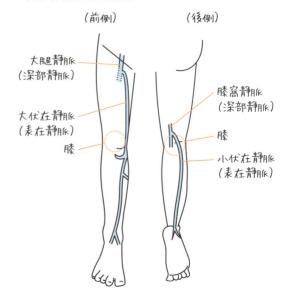

▼表在静脈と深部静脈

▼DVTの危険因子

事項	危険因子
背景	加齢 長時間座位：旅行、災害時
病態	外傷：下肢骨折、下肢麻痺、脊椎損傷 悪性腫瘍 先天性凝固亢進：凝固抑制因子欠乏症 後天性凝固亢進：手術後 心不全 炎症性腸疾患、抗リン脂質抗体症候群、血管炎 下肢静脈瘤 脱水・多血症 肥満、妊娠・産後 先天性 iliac band や web、腸骨動脈による iliac compression 静脈血栓塞栓症既往：静脈血栓症・肺血栓塞栓症
治療	手術：整形外科、脳外科、腹部外科 薬剤服用：女性ホルモン、止血薬、ステロイド カテーテル検査・治療 長期臥床：重症管理、術後管理、脳血管障害

日本循環器学会：循環器病の診断と治療に関するガイドライン（2008年度合同研究班報告）肺血栓塞栓症および深部静脈血栓症の診断,予防に関するガイドライン（2009年改訂版）．日本循環器学会，東京，2009．より転載
http://www.j-circ.or.jp/guideline/pdf/JCS2009_andoh_h.pdf（2018年3月閲覧）

1. DVTの予防方法

患者さんのリスクに応じて以下の予防方法を選択します。

❶早期離床

歩行は下腿のポンプ機能を活性化し、下肢への静脈うっ滞を減少させます。離床までの時期は、下肢の挙上やマッサージ、自動的あるいは他動的な足関節運動を実施すべきとしています。

❷弾性ストッキング

下肢を圧迫して静脈の総断面積を減少させることによって静脈の血流速度を増加させ、下肢への静脈うっ滞を減少させます。中リスク患者では予防効果はありますが、高リスク患者では単独使用での予防効果は低いようです。入院中は、術前術後にかかわらず、リスクが続く限りは終日装着する必要があります。

❸間欠的空気圧迫法(フットポンプ)

下肢に巻いたカフに間欠的に空気を送り込むことで、下肢のマッサージ効果が得られ、静脈うっ滞を減少させます。高リスク患者でも予防効果が示されています。手術中から装着を開始し、安静臥床中は終日装着し、離床してからも十分な歩行ができるようになるまでは、臥床時には装着を続ける必要があります。

▼DVTの予防方法

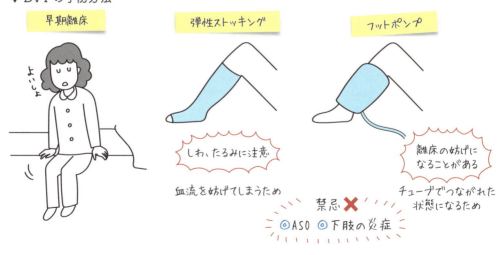

> **Point**
>
> **弾性ストッキング、フットポンプの禁忌**
>
> 閉塞性動脈硬化症（arteriosclerosis obliterans；ASO）の患者さんでは、圧迫によって動脈の血流障害が進行する可能性があり禁忌です。そのため既往歴や足に冷感やチアノーゼがないかを確認し、ASOが疑われれば足背動脈あるいは後脛骨動脈を触知しましょう。また下肢に蜂窩織炎や静脈炎など発赤、腫脹、熱感などの炎症所見がある場合も、炎症を悪化させる可能性があり禁忌です。

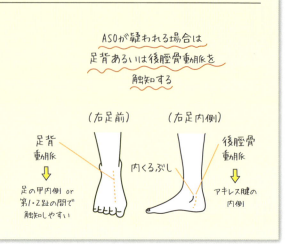

❹薬物療法

未分画ヘパリン（標準ヘパリン）の静注あるいは皮下注、低分子ヘパリン（クレキサン®）の静注あるいは皮下注、抗Xa阻害薬（アリクストラ®）の皮下注などが用いられますが、すべて術後出血の危険性があるため、使用時には出血性合併症に注意が必要です。

2. DVTの症状

典型的な症状としては、片足だけに起こる疼痛、腫脹、発赤、熱感、ホーマンズ徴候（足関節を背屈すると腓腹部が痛む）です。無症状のことも多く、PEを発症してから、検査でDVTも見つかることが多いです。

施設によっては、術後1日目の血液検査でDダイマーをルーチンに測定しているかもしれません。Dダイマーが正常値であればDVT、PEをほぼ否定することができる有効な検査です。ただしDダイマーが高いからといってDVT、PEとは限らず、DVT・PEを疑う場合はその他の検査（造影CTや心臓超音波検査）を行い、確定診断します。

3. PEの症状

PEの症状で頻度が高いのは呼吸困難、胸痛ですが、他にもさまざまな症状が認められます。また頻脈、頻呼吸が高頻度にみられたという報告もあります[1]。発症状況としては、安静解除後の第一歩行や排便・排尿時、体位変換時が多く、このような状

況の後に前述の症状が認められた場合には、PEを疑う必要があります。

▼急性肺血栓塞栓症の主な自覚症状[2]

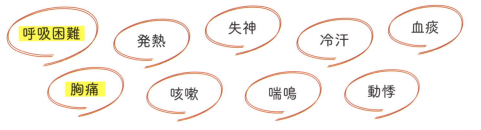

■特に感じる人が多い自覚症状

4. PEを発症したら

　PEはすぐに心停止になるものから、全身状態が落ち着いているものまで重症度はさまざまです。心停止であれば当然のことながら心肺蘇生が必要です。全身状態が安定している場合は、Dダイマーを測定し、異常値であれば造影CTで確定診断を行います。全身状態が不安定で造影CTが実施できない場合は、ベッドサイドで心臓超音波検査を行います。

　診断が確定すれば、初期治療としてヘパリン5000単位静注した後に、ヘパリンの持続静注を開始し、血栓溶解療法（ウロキナーゼなど）、IVR（アンギオなど）による血栓溶解や血栓除去、外科的に血栓を除去する方法などが選択されます。

文献
1）長谷川浩一，沢山俊民，伊吹山千晴，他：急性肺塞栓症の早期診断と治療対策－多施設225例の臨床的解析．呼吸と循環 1993；41：773-777．
2）日本循環器学会：循環器病の診断と治療に関するガイドライン（2008年度合同研究班報告）肺血栓塞栓症および深部静脈血栓症の診断，予防に関するガイドライン（2009年改訂版）．日本循環器学会，東京，2009．
http://www.j-circ.or.jp/guideline/pdf/JCS2009_andoh_h.pdf（2018年3月閲覧）

その❶ 周術期管理

5 疼痛コントロール

　術後の痛みは、<mark>手術による組織の損傷</mark>、<mark>それによって起こる炎症</mark>、<mark>ドレーンや尿道カテーテルなどの留置物</mark>が原因となります。術後の痛みは単に痛みだけの問題ではなく、痰が出しにくいために無気肺、肺炎になったり、せん妄の原因になったりと術後合併症を増す可能性があるため、疼痛コントロールは非常に重要です。

　術後、患者さんが痛みを訴えた場合、単に鎮痛薬を投与して終わりではダメです。大事なことは、<mark>重篤な合併症による痛みではないかをアセスメントする</mark>ことです。

> **Point**
>
> 術後に患者が痛みを訴えたらどうする？
>
> ①**まずはバイタルチェック**
> 　ショックバイタルであれば重篤な合併症である可能性大です！　術後出血、縫合不全による腹膜炎など腹部に原因があるものや、心筋梗塞、肺塞栓など腹部と関係がないこともあります。
>
> ②**ドレーンをみる**
> 　ドレーン排液が血性であれば術後出血、腸液様であれば縫合不全による痛みを疑います。
>
> ③**おなかをみる**
> 　腹膜刺激症状の有無が最も重要です。腹膜刺激症状があれば縫合不全による腹膜炎を疑います。
>
> ④**創部をみる**
> 　重篤な合併症ではありませんが、創感染による痛みも多いです。発赤、腫脹、熱感などがあれば創感染による痛みを疑います。

　合併症による痛みではないことを確認したうえで鎮痛薬を投与します。もし合併症を疑った場合には、痛みの原因である合併症への対処が必要です。ただし合併症であったとしても今ある痛みを取り除くために、鎮痛薬を投与します。

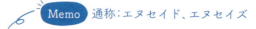

Memo 通称：エヌセイド、エヌセイズ

術後によく使われる鎮痛薬1 **NSAIDs（非ステロイド性抗炎症薬）**

　鎮痛、解熱、抗炎症作用があり、代表的なものに内服薬のロキソプロフェン（ロキソニン®）、坐薬で使用されることの多いジクロフェナク（ボルタレン®）、注射薬のフルルビプロフェン（ロピオン®）などがあります。術後には鎮痛目的で使用されることが多く、軽度～中等度の痛みには有効ですが、開腹手術や腹腔鏡手術ではこれだけでは十分な鎮痛効果は得られません。そのため、これらの手術後にはオピオイドや局

所麻酔薬を硬膜外カテーテルや点滴側管から投与し、追加薬として NSAIDs を併用します。こうすることで**互いの投与量を減らし、副作用も減らす**ことができます。

　オピオイドの副作用を減らすために NSAIDs を併用しますが、NSAIDs 自体も安全な薬とはいい切れません。**特に胃腸障害（胃潰瘍、十二指腸潰瘍）と腎障害は頻度が高い副作用**です。**NSAIDs の副作用は容量依存性**（使えば使うほど副作用も増える）といわれているため、頻繁に使用する場合には特に注意が必要です。

▼ NSAIDs の主な副作用

胃腸障害	・特に注意すべき副作用で毎年多くの死亡例がある ・術後短期間の使用であっても発症する可能性がある ・消化性潰瘍の既往をもつ患者は、アセトアミノフェンを使用したり、胃粘膜を保護する薬を一緒に内服する
腎障害	・慢性腎臓病（chronic kidney disease：CKD）患者では NSAIDs の使用を控える ・腎機能が正常であっても、血圧低下時または脱水時には腎不全を誘発する可能性がある ・投薬中は浮腫や尿量低下に注意し、定期的な血液検査を行い異常の早期発見に努める
低血圧	・発熱患者に NSAIDs を使用した場合（特に坐薬）は、発汗に伴う循環血液量減少による低血圧に注意する ・循環血液量減少による低血圧であれば輸液による対処を行う
肝障害	・定期的に血液検査を行い早期発見に努め、肝障害を認めたら投与を中止する ・NSAIDs が使用しにくい場合にアセトアミノフェンが用いられることが多いが、肝障害の副作用が問題視されているため、肝障害患者ではアセトアミノフェンの使用は控えるほうが無難である
喘息	・喘息患者の 10％は NSAIDs が原因といわれている ・アスピリン喘息が有名だがアスピリン以外でも起こりうる。アスピリン喘息の既往があればアセトアミノフェンを選択する ・喘息の診断がついた後に NSAIDs を使用して問題なければ使用してもかまわない
心血管障害	・心筋梗塞や脳梗塞といった副作用もある

❶フルルビプロフェン（ロピオン®）

> 処方例　疼痛時：ロピオン® 1 Ａ＋生理食塩液 100mL　30 分で点滴

　NSAIDs 唯一の注射薬です。添付文書には「できるだけゆっくり投与（1 分間以上かけて）」という記載がありますが、これは動物実験において血圧、心拍数が上昇したというデータがあるためです。効果発現・持続時間は、動物実験において 30 ～ 240 分というデータがあります。脂肪乳剤を含有しているため、輸液セットのインラインフィルターは通過しません。

❷ジクロフェナク（ボルタレン®）

> **処方例** 疼痛時：ボルタレン®50mg　1個挿入

　坐薬で使用されることが多く、坐薬の場合、30分で効果が発現し、5時間持続します。発熱時や脱水の状態でジクロフェナク坐薬を使うと、<mark>血圧低下を起こす可能性があるため</mark>、使用前にはそのような状態でないか確認する必要があります。

> ロピオン®を使ってもまだ痛い場合、ボルタレン®を使ってもよい？

　NSAIDsには天井効果があり、NSAIDsを重ねて使っても効果が乏しく、副作用のリスクが増すだけと考えられています。そのためロピオン®を使ってもまだ痛い場合には、他の作用機序の薬剤、例えばアセトアミノフェンやペンタゾシンなどを使用するほうがよいでしょう。

❸ロキソプロフェン（ロキソニン®）

> **処方例** 疼痛時：ロキソニン®60mg　1錠内服

　15〜60分で効果が発現し、5〜7時間効果が持続します。

術後によく使われる鎮痛薬2　アセトアミノフェン

　解熱鎮痛効果がありますが、NSAIDsとは違い抗炎症効果はありません。<mark>NSAIDsが使いづらい腎機能障害や消化性潰瘍の既往のある患者に用いられることが多い</mark>です。他にもNSAIDsだけでは痛みのコントロールができない場合にアセトアミノフェンを併用することもあります。副作用が少ない薬ですが、<mark>大量投与で肝障害を起こすことがあります。</mark>

❶アセリオ®

> **処方例** 疼痛時：アセリオ®1袋（1000mg）　15分で点滴

　アセトアミノフェンの注射薬です。<mark>15分で点滴する必要があり、これより速くても遅くてもいけません。</mark>1袋であろうが0.5袋であろうが15分です。添付文書には注意事項に「投与時間を厳守する」と記載されており、これはアセリオの効果を調べた臨床試験はすべて15分で投与されており、それ以外での投与は効果がはっきりしないためです。投与量は痛みに対して使う場合は4000mg/日まで使用することができます。

Memo 発熱に対して使う場合は1500mg/日まで

❷カロナール®、コカール®

> **処方例** 疼痛時：カロナール®200mg　2錠

アセトアミノフェンの内服薬です。1錠200mg なので5錠でアセリオ1袋分になります。アセリオのほうがよく効くという患者さんがいますが、量が違うので当然です。

術後によく使われる 鎮痛薬3 ## 麻薬拮抗性鎮痛薬

麻薬性鎮痛薬と似たような作用機序で鎮痛効果を発揮しますが、麻薬性鎮痛薬と一緒に使うとそれぞれの効果が増強あるいは減弱してしまうため、一緒に使うことは控えたほうがよいでしょう。

❶ペンタゾシン（ペンタジン®、ソセゴン®）

> **処方例**　疼痛時：ペンタジン®15mg 1A ＋生理食塩液 100mL　30分で点滴

投与後 15 ～ 30 分で効果が発現し、2 ～ 3 時間持続します。よくペンアタ（あるいはソセアタ）といってアタラックスPと併用されますが、併用することで鎮痛効果の増大、悪心の減少効果があるといわれています。

また依存性が強く、いわゆる「ペンタジン中毒」が問題になりますが、1か月～6年（平均2年）で依存症が起こるという報告[1]があり、術後短期間の使用では問題にならないでしょう。しかし薬物依存やアルコール依存患者では依存症になりやすいともいわれており、これらの既往があれば使用は控えたほうがよいでしょう。

❷ブプレノルフィン（レペタン®）

> **処方例**　疼痛時：レペタン®0.2mg 1A ＋生理食塩液 100mL　30分で点滴

鎮痛効果がモルヒネの20 ～ 50 倍と非常に強く、持続時間が6～8時間と長いのが特徴です。最近の報告[2]では、オピオイドと併用しても拮抗作用は問題ないとしています。

術後によく使われる 鎮痛薬4 ## オピオイド（麻薬性鎮痛薬）

代表的な薬にモルヒネ、フェンタニルがあります。術後は硬膜外カテーテル（硬膜外鎮痛法）や点滴側管（静脈内投与法）から持続投与されることが多いです。硬膜外ではオピオイドと局所麻酔薬を併用し、静脈内ではオピオイド単独で使用します。硬膜外で局所麻酔薬とオピオイドを併用する理由は、局所麻酔薬だけでは投与量を多くしないと鎮痛効果が出にくく、投与量を多くすると低血圧や下肢の運動障害が出やす

くなるため、局所麻酔薬の投与量を減らすために鎮痛効果の高いオピオイドを併用します。

オピオイドにも呼吸抑制、眠気、悪心・嘔吐、腸管麻痺などの副作用があります。**特に消化器外科術後では悪心や腸管麻痺は非常に重要な問題**です。そのため術後はオピオイドはできるだけ少量として、**局所麻酔薬（硬膜外鎮痛）やNSAIDs、アセトアミノフェンなど作用機序の異なる薬を少量ずつ使って、それぞれの副作用を減らすことが重要**です。

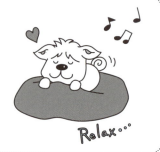

> 術後に音楽を聴くと痛みが軽減するって本当？
>
> 患者さんが術後に音楽を聴くと痛みや不安が軽減するかという研究は世界では数多く行われています。
> 質の高い73の研究をまとめた結果、術後の痛み、不安、鎮痛薬の使用頻度が有意に減少し、患者満足度も向上するという結果でした[3]。最近ではスマートフォンなどで手軽に音楽を聴くことができるので、ぜひ取り入れたい方法の1つです。

文献

1）栗田宗次：鎮痛剤ペンタゾシンの依存性について．日本医事新報 1983；3078：180．
2）Pergolizzi J, Aloisi AM, Dahan A, et al. Current knowledge of buprenorphine and its unique pharmacological profile. *Pain Pract* 2010；10：428-450．
3）Hole J, Hirsch M, Ball E. Music as an aid for postoperative recovery in adults: a systematic review and meta-analysis. *Lancet* 2015；386：1659-1671．

Column

周術期管理、昔と今で変わったこと

昔 / **今**

術前に麻酔前投薬(プレメディ)を筋注していたため、手術室にはすべてベッドで入室

→ プレメディは廃止。患者さんは手術室に歩いて入室

腹腔内ドレーンはすべてペンローズの開放式ドレーン。排液をしみ込ませたガーゼの交換が多くて大変。でも患者さんが歩きやすいという利点はあった
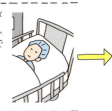
→ 閉鎖式ドレーンでバッグにつながっている

毎朝の回診で全患者さんの創部とドレーン挿入部をイソジン消毒。回診にとても時間がかかった
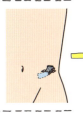
→ 創部やドレーン挿入部はフィルム材で覆い、消毒はしない
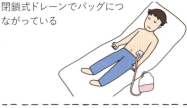

術後尿閉の予防のため尿道カテーテル抜去前には全員膀胱訓練を行い、尿意を確認してから抜去していた
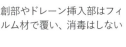
→ 膀胱訓練などの長時間のクランプは逆行性感染の原因になるため行わない
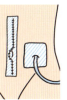

術後イレウスの予防に熱気浴という半円のこたつのような装置で患者さんのおなかを温めていた
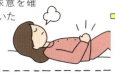
→ おなかを温めて腸蠕動が促進するというエビデンスはないので行わない

術後の絶食期間が長かった。幽門側胃切除で5日目、胃全摘で7日目、結腸切除で5日目、直腸切除で6日目、食道で7日目から食事開始に

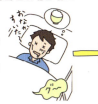
→ 当院の場合は幽門側胃切除・胃全摘で3日目、結腸・直腸切除で2日目、食道で7日目から食事開始。食道だけは10年前とあまり変わっていない

などなど。エビデンスは日々変わるものなので、昔の方法は間違い、今の方法は正しい、というわけではありません。

6 手術創の管理

手術創には一期的に閉鎖しそのまま治癒する**一次閉鎖創**、感染が起こったときなど創部を開放した後に、創傷治癒過程を経て自然に閉鎖に至る**二次閉鎖創**、感染が起こり創部を開放し、感染が落ち着いた後で再度縫合閉鎖をする**遷延一次閉鎖創**の3つがあります。また一時的な人工肛門を閉鎖するときには、閉鎖した創部の感染を避けるために、あえて完全には閉鎖せず二次治癒させるという**巾着縫合**という方法もあります。

消化器外科手術では創感染に遭遇することも多く、看護師が創部の処置を行うことも多いので、手術創の知識は必須です。

1. 一次閉鎖創

正常な手術創のことです。昔はガーゼを当てて毎日回診でイソジン消毒するというのが定番でしたが、現在では消毒は細菌だけではなく傷を治す細胞まで殺してしまうため逆に有害であると考えられています。またガーゼよりもフィルム材などで密閉ドレッシングにするほうが感染率も低いという報告があり、観察のしやすさもあり、==一次閉鎖創にはフィルム材が最も適している==といえるでしょう。

▼一次閉鎖創

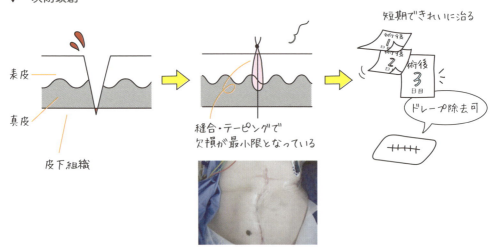

一次閉鎖創は==24～48時間で上皮化（皮が張る）する==と考えられており、CDCガイドラインでも==48時間以降は何も貼る必要はない==[1]とされています。

==シャワーや入浴に関しても、術後48時間経過すれば外から細菌が入る危険性はなくなるため、行ってもかまいません。==実際に術後24～48時間でシャワー浴を行った群と行わなかった群を比較した研究がいくつかありますが、感染率に差はなく、む

しろ行った群のほうが感染率が低い傾向にありました[2]。

　ドレーンが入っている場合は根拠となる研究が少なく、短期間のドレーン留置であればドレーン抜去後がよいと思います（ドレーン留置中は希望されない患者さんが多いです）。しかし縫合不全を保存的に治療する場合は1か月程度のドレーン留置が必要なため、その場合は密閉してシャワー浴を行うことは可能です。

2. 二次閉鎖創

　創部に発赤、腫脹、熱感、排膿などがあり創感染と判断したら、縫合糸の抜糸やステープルの抜鉤(ばっこう)を行い、創部を開放します。開放した創部は創傷治癒過程に基づいた処置を行うと、肉芽が盛ってきて、創が収縮し、最後には上皮化します。このような過程で治癒させることを二次閉鎖創といいます。

▼二次閉鎖創

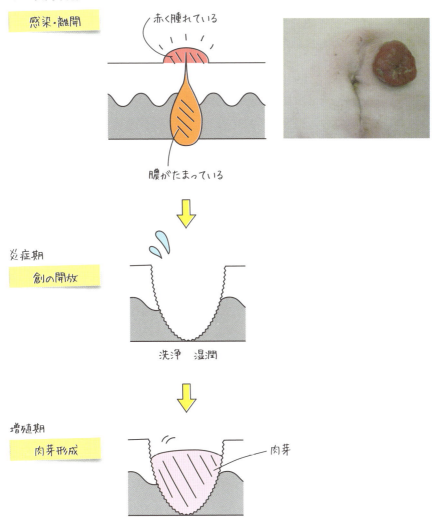

炎症期で最も大事なことは「膿のドレナージ」と「異物の除去」です。しっかりとしたドレナージをするためには、皮膚の縫合糸はできるだけ除去して大きく開放します。そしてドレナージと創部の細菌数を減らすために大量の微温湯で洗浄します。傷を治す細胞を活性化するためには水よりも体温程度がよいとされており、生理食塩液である必要もないので、水道水で大丈夫です。

また異物は肉芽の形成を妨げたり、感染源にもなります。白や黄色っぽい壊死組織はまさに異物なので、できるだけ外科的にデブリードマンします。創面に露出している筋膜縫合糸も異物になるため除去したいところですが、筋膜まで離開してしまうと腹腔内と交通してしまうため、時期をみて慎重に行います。

> **Memo** 3週間経てば抜糸してもよいという意見もある

創部から膿が出なくなり、創部全体が壊死組織のないピンク色の肉芽になったら増殖期になります。この時期は湿潤環境にすると、肉芽増殖→創収縮→上皮化と進んでいきます。創傷被覆材による密閉ドレッシングや軟膏で湿潤環境にすることも効果的でしょう。大きな創であれば再度縫合すれば早く治り、これを遷延一次閉鎖創といいます。

3. ストーマ閉鎖創

ストーマ閉鎖創は感染率が高いため、縫合閉鎖（一次閉鎖）せずに、巾着縫合で二次閉鎖させる方法が普及しています。巾着縫合のほうが創感染が明らかに少ないようです。巾着縫合した創部は乾燥しないようにワセリンなどの軟膏を塗ったガーゼを当てることが多く、約90％は8週間以内に閉鎖します[3]。

▼ストーマ閉鎖創（巾着縫合）

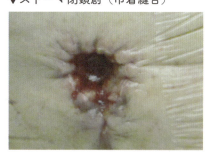
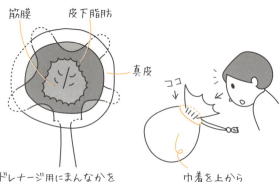

文献

1) Mangram AJ, Horan TC, Pearson ML, et al. Guideline for prevention of surgical site infection, 1999. Hospital Infection Control Practices Advisory Committee. *Infect Control Hosp Epidemiol* 1999；20：250-278.
2) Hsieh PY, Chen KY, Chen HY, et al. Postoperative showering for clean and clean-contaminated wounds: a prospective, randomized controlled trial. *Ann Surg* 2016；263：931-936.
3) Banerjee A. Pursestring skin closure after stoma reversal. *Dis Colon Rectum* 1997；40：993-994.

7 栄養管理

　消化器外科で手術を受ける患者さんは、術前から栄養障害をきたしていることがあります。

　例えば食道がん、胃がん、大腸がんなどでは通過障害で食事が摂れなくなることも多く、またがんによる代謝の亢進でさらに低栄養が進みます。術後は食欲が出ず、十分に食事が摂れないことも少なくありません。また縫合不全やイレウスといった合併症を生じると、長期間の絶食を余儀なくされます。

　このように消化器外科では低栄養に陥るリスクが満載で、消化器外科ナースには栄養管理の知識が必須です。

1. 栄養管理の基本

　まずは栄養管理の基本である、1日に何キロカロリー必要かを計算する「1日必要エネルギー量の計算」と、どこから栄養を投与したらよいかを決める「栄養投与経路の選択方法」をおさえておきましょう。

> **Point**
>
> 1日必要エネルギー量の計算
>
> 1日必要エネルギー量の計算にはいくつか方法がありますが、最も簡単な「簡易式」はコレです。
>
> $$1日必要エネルギー量(kcal) = 体重(kg) \times 30(kcal)$$
>
> 例えば50kgの人であれば50kg×30kcal=1500kcalです。患者さんの体重で1日必要エネルギー量を計算し、その人の食事内容をみて必要エネルギーが足りているかを計算してみましょう。
>
> 大事！

　どこから栄養を投与するかを決めるときには「If the gut works, use it：腸が使えるなら腸を使え」という原則があります。これは消化管が使える状態であれば消化管を使える栄養管理、つまり経静脈栄養（点滴）ではなく経腸栄養をしましょうということです。

▼ ASPEN*の栄養投与経路の選択

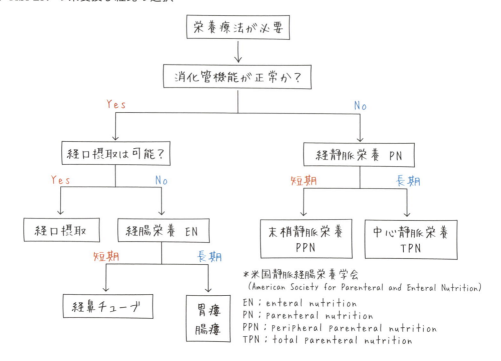

なぜ経腸栄養が優先されるの？

いくつか理由がありますが、最も大きな理由は、腸を使わないとさまざまな合併症を起こしてしまうためです。腸の粘膜が弱ってしまうと腸内細菌が粘膜を通過して腸管外の臓器や血中に移行するバクテリアルトランスロケーションが起こると考えられており、これは敗血症となり重篤化する可能性があります。

また腸管は人体最大の免疫臓器でもあり、腸管が弱ってしまうことで全身の免疫能が低下し、肺炎や尿路感染など腸管とは関係のない感染症が増えることもわかっています。

2. 術前の栄養管理

術前の低栄養は術後合併症の発生率や死亡率を増加させます。そのため術前から低栄養に陥っている場合は、術前2週間程度の栄養管理をしたほうがよいとガイドラインでも推奨されています[1]。

低栄養の判断基準は、①過去6か月以内に10〜15％の体重減少、②BMI 18kg/m²未満、③血清アルブミン値3.0g/dL未満のうち、どれか1つでもあてはまれば低栄養と判定します[2]。

消化器外科で手術を受ける患者さんで、術前低栄養に陥っている人の多くは、通過障害で十分に食事が摂れない場合だと思います。栄養管理の基本は「腸が使えるなら

腸を使え」ですが、通過障害がある腸は使えないため、**中心静脈栄養**（total parenteral nutrition：**TPN**）を行います。

> 2週間の栄養管理で本当に意味があるの？

高度低栄養の患者さんの栄養状態を2週間でもとに戻すのは不可能です。では、なぜ2週間程度の術前栄養療法が必要なのでしょう？

低栄養とはすなわち"飢餓"の状態であり、栄養が外部から供給されないために、脂肪や筋肉のタンパク質をすり減らして不足分を補おうとします。筋肉などのタンパク質が減ることは私たちの身体にとっては危機的な状況であるため、私たちの身体はタンパク質の分解を抑えて、脂肪を分解してエネルギー源とする代謝動態（省エネモード）にシフトします。

しかし侵襲時には傷を治したり、免疫能を高めたり、重要臓器に多くの酸素や栄養を送り届ける必要があり、省エネモードで脂肪を細々と分解しているような状態では到底侵襲からの回復は見込めません。確かに2週間で栄養状態は元には戻りませんが、省エネモードを解除して侵襲に備えることが術前栄養療法の目的であると考えられています[3]。

3. 術後の栄養管理

消化器外科の術後は、食欲が低下して食べられないことも多いです。大腸がんの術後では比較的食事量が減ることは少ないですが、食道がんや胃がんではほとんどの場合、術前に比べて食事量は低下します。

患者さんの食事量が少ないなと感じたら、まずはその患者さんの1日に必要なエネルギー量を計算して、食事内容と、実際に摂取できている量をみて、必要エネルギー量と比較してみましょう。

足りないぶんは何かで補わないといけません。食事を摂れている患者さんであれば、腸が使える状態なので、基本的には経腸栄養剤や栄養補助食品を使用します。しかし食欲がない場合、経腸栄養剤なども拒否されるケースがあります。こういう場合は、「腸が使えるなら何がなんでも経腸栄養」ではなく、経静脈栄養（点滴）を選択することもあります。

点滴といっても<mark>3号液（ソルデム®3A）などの維持液にはほとんど栄養はありません。</mark>ソルデム®3A 500mLを4本投与しても350kcal（おにぎり2個分）程度で、しかも糖分しか入っていません。栄養を目的として点滴するのであれば、もっとカロリーの高い輸液で、タンパク質であるアミノ酸が入ったもの（パレプラス®、ビーフリード®）や脂肪乳剤（イントラリポス®）をきっちりと入れる必要があります。

しかし<mark>末梢静脈カテーテル（PVC）から入れられ</mark>

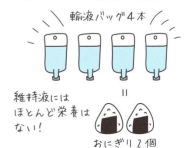

輸液バッグ4本 ＝ おにぎり2個
維持液にはほとんど栄養はない！

る量には限界があり、最大1000kcal程度です。食べられないぶんを補うのであれば、1000kcalあれば十分な場合もありますが、長期の絶食が必要な場合は、中心静脈カテーテル（CVC）を挿入してTPNを行う必要があります。

4. 縫合不全のときの栄養管理

　消化器外科領域で長期の絶食が必要になるのは、縫合不全やイレウスを起こしたときが多いでしょう。その場合はTPNを行います。

　TPNを行うためにはCVCが必要です。TPNで用いられる高カロリー輸液は糖濃度が高いため浸透圧が高く、末梢血管ではそれに耐えられず血管炎が起こるからです。中心静脈は血流量が多く、浸透圧が高い輸液もすぐに薄められるため、血管炎を起こさず投与できます。CVCは挿入時に気胸や動脈誤穿刺などの重篤な合併症が多いことが問題でしたが、最近は末梢から挿入する中心静脈カテーテル（peripherally inserted central venous catheter：PICC）が登場し、挿入時の重篤な合併症がほとんど起こらないため、よく用いられています。

▼左上腕に挿入したPICC

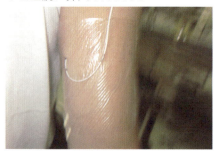

　縫合不全を起こしてもTPNが必要にならない場合もあります。それは①縫合不全部より肛門側に経腸栄養チューブが挿入されているケース、②縫合不全部よりも口側に人工肛門が造設されているケースです。食道がんや胃全摘の手術で一緒に空腸瘻がつくられることがありますが、このようなときは空腸瘻から経腸栄養を行っても縫合不全部は通過しないため、あまり悪影響を及ぼさないと考えられています。経腸栄養が可能であれば、TPNではなく経腸栄養を行います。

文献

1）日本静脈経腸栄養学会編：静脈経腸栄養ガイドライン第3版. 照林社, 東京, 2013.
2）Braga M, Ljungqvist O, Soeters P, et al. ESPEN Guidelines on Parenteral Nutrition: surgery. Clin Nutr 2009；28：378-386.
3）寺島秀夫：周術期の栄養管理：術前栄養療法. レジデントノート 2016；18(5)：790-798.

8 ストーマケア

1. ストーマ造設術前

❶ストーマオリエンテーション

術前のストーマオリエンテーションの目的は、==患者さんや家族がストーマをつくる必要性を納得し、ストーマになることで起こる排泄障害とそれを克服する方法を正しく理解したうえで、安心して手術に臨めるようにすること==です。

在院日数の短縮のため、ストーマを造設する手術でも術前日に入院することが多く、ストーマ外来で術前オリエンテーションを行っているという施設も増えてきています。

▼術前ストーマオリエンテーションの内容の一例

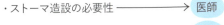

項目	担当
・ストーマ造設の必要性	医師
・術式とストーマの種類	医師
・ストーマの特徴	医師
・排泄経路の変化	医師
・便の性状と排泄量	医師
・ストーマの管理方法	看護師
・術後の経過とケア計画	看護師
・ストーマ保有者の日常生活	看護師
・ストーマ装具費用	看護師
・活用できる社会保障制度	看護師 MSW
・退院後の支援体制	看護師 MSW

日本ストーマ・排泄リハビリテーション学会, 日本大腸肛門病学会編：
消化管ストーマ造設の手引き. 文光堂, 東京, 2014；24. を参考に作成

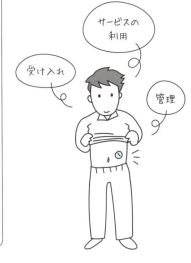

MSW (medical social worker)：医療ソーシャルワーカー

❷ストーマサイトマーキング

ストーマをつくる予定の位置に印をつけることです。主な目的は==管理困難なストーマをつくらないようにすること==、==ストーマ合併症を予防すること==です。例えば、見えない位置にストーマができるとセルフケアができず、深いしわの中にストーマができると、しわを伝って排泄物が漏れやすくなり、いずれにしても管理困難に陥ります。またストーマ合併症予防というのは、主に皮膚障害や**傍ストーマヘルニア**の予防にな

47

ります。腹直筋をしっかりと通さないと傍ストーマヘルニアが増えるといわれています。

ストーマサイトマーキングは、**クリーブランドクリニックの原則**や**大村のストーマサイトマーキングの原則**に基づいて行います。クリーブランドクリニックの原則には「臍より低い位置」という条件がありますが、肥満体型では臍より下は見えづらくなるため禁忌で、横行結腸ストーマではそもそも臍より下につくることができません。

▼傍ストーマヘルニア

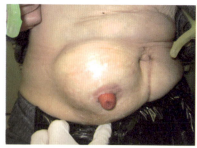

ストーマのまわりだけボコっと盛り上がっている

▼ストーマサイトマーキングの原則

クリーブランドクリニックの原則
①臍より低い位置
②腹部脂肪層の頂点
③腹直筋を貫く位置
④皮膚のくぼみ、しわ、瘢痕、上前腸骨棘の近くを避けた位置
⑤本人が見ることができ、セルフケアしやすい位置

ストーマリハビリテーション講習会実行委員会編：ストーマリハビリテーション 実践と理論. 金原出版, 東京, 2006：107-113. より引用

大村の原則
①腹直筋を貫通させる
②あらゆる体位（仰臥位、座位、立位、前屈位）をとって、しわ、瘢痕、骨突起、臍を避ける
③座位で患者自身が見ることができる位置
④ストーマ周囲平面の確保ができる位置

大村裕子：クリーブランドクリニックのストーマサイトマーキングの原則の妥当性. 日本ストーマリハビリテーション学会誌 1998；14（2）：33-41. より引用

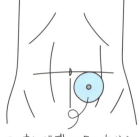

マーキングディスクの穴から印をつける

2. ストーマ造設術後

❶術直後

手術室では術後用のタイプのストーマ装具が貼られていることが多いです。これはオープンエンドといってストーマ粘膜の観察がしやすいように排出口が大きく開いているタイプです。

▼オープンエンドタイプの例

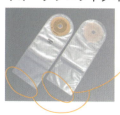

排出口が広いのが特徴

この時期は**ストーマ粘膜の色調、つまりストーマが壊死していないかを注意して観察**します。ストーマ壊死になるとストーマ粘膜が黒くなります。一部が黒くなる部分壊死は経過観察でよい場合が多いのですが、粘膜が全体的に黒い場合は再手術となることがあるためすぐに医師に報告します。

❷術後1日目

術後1日目には必ずストーマ装具交換を行います。ストーマ装具を剥がして、**ストーマ粘膜だけでなく、粘膜皮膚接合部の離開がないか、周囲皮膚に発赤や硬結などの感染徴候がないか**もしっかりと観察します。

装具を術直後用から社会復帰用のものに変更します。選択する装具は、短期交換用でストーマ袋が透明なタイプを選択します。

> **Memo** 装具交換の練習が必須となるため長期タイプは向かない
> しばらくは壊死や浮腫など、粘膜が観察できるものが望ましい

回腸ストーマの場合は腸液の量が増えてくる時期なので、排出口がキャップ式のものにし、排液バッグをつなげて腸液の量を測定するのがよいでしょう。

離床が進み患者さんの意欲があればストーマ装具交換の指導を進めていきます。まずはストーマを見ることから始めていきます。ここでも決して無理強いはしないことが重要です。本人の拒否感がなさそうなら装具交換の手順を説明しながら、まずは看護師がやってみせます。これ以降は1～3日ごとに交換して装具交換の練習を進めていきます。

❸術後3～9日目

当院で多いケースとしては、術後3日目に2回目の装具交換を行います。この時期は**ストーマ粘膜皮膚離開やストーマ周囲膿瘍が最も起こりやすい時期**でもあり、装具を剥がしたときには、離開がないか、感染徴候がないかをしっかりと観察します。

前回選択したストーマ装具に問題がないかも評価します。面板の裏を観察し、皮膚保護剤が溶解・膨潤しすぎていないか、皮膚保護剤によるアレルギー（紅斑や皮疹など）はないかを判断基準とします。 **Memo** 1cmが交換時期のめやす

▼アレルギー反応の例

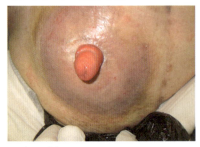

皮膚保護剤貼付部に一致して紅斑が見られる

▼浮腫の例

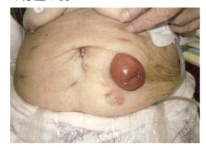

手術後しばらくは、このようにストーマ粘膜がむくむ

▼皮膚保護剤の溶解・膨潤の例

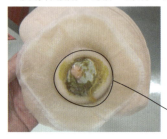

完全に溶けているのが溶解、白く膨れているのが膨潤。いずれの状態でも皮膚保護作用は期待できません

　このころになると患者さんも少し元気になり、ストーマに意識が向けられるようになっていると思うので、徐々にストーマ装具交換の指導を進めていきます。まずは看護師が説明しながらやってみせます。その後少しずつ患者さん自身でやってもらうようにします。

> 例えば、術後3日目は装具を剥がす、5日目は周囲皮膚を洗浄する、7日目は装具を貼る、9日目は全体の工程を1人で行うなど、具体的に目標を決めておくと患者さんもわかりやすいでしょう。

❹退院前

　ストーマ装具交換だけではなく、日常生活についての指導も退院までに行う必要があります。私が以前ストーマ外来を担当していたときに、退院してから一度もお風呂にも入らず、外出もしていない人がいて、理由を聞くと「お風呂に入っていいことを知らなかった」「外に出て漏れたらどうしたらいいかわからなくて…」と言っていて、入院中の日常生活指導の大切さを痛感しました。退院前に一度外泊してもらい、自宅での装具交換や入浴を経験してもらうことや、自宅で何が不自由だったかを聞いたうえで指導ができればベストだと思います。

▼主な退院指導の内容

食生活	・特別な食事制限はありません
入浴	・結腸ストーマは装具を外して入浴が可能です ・回腸ストーマは装具を装着したままのほうが安心でしょう ・公衆浴場では必ず装具を装着したまま入りましょう
運動	・特に制限はありませんが、腹圧をかけると傍ストーマヘルニアになりやすいです
外出	・漏れたとき用のストーマ装具を持って出掛けるようにしましょう ・オストメイト用トイレについても伝えましょう
睡眠	・寝る前に排泄物を捨てておきましょう ・回腸ストーマで排液が多い人の場合は寝るときだけバッグにつなげるのもよいでしょう
衣服	・ストーマの真上を締めつけると排泄物が停滞するのでベルトや着物の帯に注意します
ストーマ装具の 購入方法	・ストーマ装具の購入先はストーマ装具販売業者、病院の売店など、施設によってさまざまです。いずれにしても退院後の購入方法を確認します
ストーマ装具の 廃棄方法	・ストーマ袋内の排泄物は捨ててから廃棄します ・新聞紙などで包んだ後にビニール袋などに入れて密閉し、地域のごみ分別に従って廃棄しましょう

3. ストーマ装具の選択方法

装具選択において最も大切な条件は「漏れないこと」です。ここではストーマと周囲皮膚という局所条件から、漏れないための装具選択方法について説明します。

❶凸面装具？　平面装具？

まずはストーマの高さです。ストーマの高さとは粘膜の一番高いところではなく排泄孔の高さです。結腸で1cm、回腸で2cmの高さがないと、排泄物が潜り込みやすく漏れやすいといわれています。そのため高さがこれより低い場合は凸面装具を選択します。凸面装具にも凸の高さが3〜10mmといろいろあり、高さがほとんどない場合は、凸が高めの装具がよいでしょう。凸面装具を使用する場合は、ストーマベルトを併用するとさらに密着性が高くなります。

次に周囲皮膚のしわやくぼみの有無を見ます。しわやくぼみがある場合も凸面装具を使用して密着性を高めるほうが漏れにくいでしょう。また深いしわや部分的なくぼみは用手形成皮膚保護材（アダプト皮膚保護シール、Cohesive®イーキンシールなど）でしわやくぼみを埋めたほうがよいでしょう。

ストーマに高さがあり、周囲皮膚にしわやくぼみがなければ、平面装具でかまいま

せん。ただし回腸ストーマは排泄物が水様で潜り込みやすいため、凸面装具で密着性を高めるのもよいでしょう。

▼ストーマの高さ

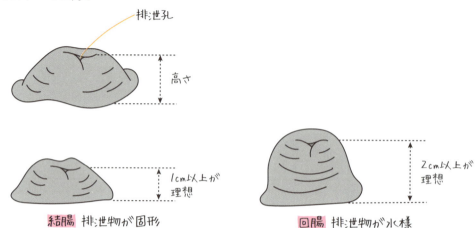

❷単品系？ 二品系？

> **Memo**
> 面板とストーマ袋が一体になっているもの
> →単品系（ワンピース）
> 面板とストーマ袋が別々になっているもの
> →二品系（ツーピース）

　ストーマ袋越しには貼りづらいという人や、毎日きれいなストーマ袋を使いたいという人には二品系がよいでしょう。また高齢女性に多いのですが、皮下脂肪がほとんどなく腹部の皮膚が垂れて細かいしわが入るような場合は、二品系の面板の硬さで皮膚の固定ができるという利点もあります。

❸短期交換用？ 中期交換用？ 長期交換用？

　ストーマ装具には短期交換用（1〜3日）、中期交換用（3〜5日）、長期交換用（4〜7日）があり、皮膚保護材の粘着力、耐水性が低いものが短期、高いものが長期になっています。

　入院中は装具交換の練習のため短期交換用を使用しますが、退院後は患者さんの希望やライフスタイルに合わせて選択するとよいでしょう。

4. ストーマの合併症

　ここでは入院中に遭遇しやすいストーマ早期合併症のなかでも、緊急性の高いストーマ壊死と、頻度の高いストーマ粘膜皮膚離開、ストーマ周囲皮膚障害について説明します。

❶ストーマ壊死

　血流障害によってストーマ粘膜が壊死することで、ストーマ粘膜は暗紫色→黒色→

茶色になります。==ストーマ壊死は緊急手術になることもある==ため、すぐに医師に報告します。ストーマの排泄孔に透明のスピッツを入れて懐中電灯などで照らして、どこまで壊死が広がっているかを観察し、壊死が皮膚の上でとどまっているか、筋膜の下まで広がっているかによって治療方針が異なります。筋膜の下まで広がっている場合の多くは再手術が必要になります。

▼ストーマ壊死の例

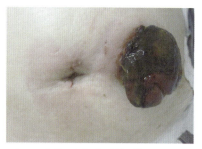

ストーマ粘膜の大部分が黒く壊死している

皮膚の上でとどまっている場合は保存的に様子をみる場合が多いと思いますが、==壊死組織が徐々に剥がれ、最終的に皮膚や皮下のレベルの平坦ストーマや陥凹ストーマになることが多いため、再手術も念頭において対処します。==

ストーマ壊死の場合はいつでも直視下で観察できるように、窓付きの単品系装具（オープントップなど）や二品系装具を選択するとよいでしょう。

❷ストーマ粘膜皮膚離開

ストーマ壊死の後に壊死組織が剥がれて離開することや、ストーマ周囲膿瘍に続いて感染した部分が離開すること、単にひっつきが悪く離開することなどがあります。軽度の離開であれば何もしなくても自然に治癒することが多いです。==大きな離開の場合は、排泄物が入り込まないように粉状皮膚保護剤（プロケアー®・パウダーなど）やアルギン酸ナトリウム（カルトスタット®）などを創内に詰めて、その上から用手成形皮膚保護剤などで覆った上にストーマ装具を貼付==します。

==毎日ストーマ装具交換を行い、創部を洗浄==するのがよいでしょう。二品系装具にして1日2～3回袋を外して洗浄するという方法もあり、この方法であれば毎日の装具交換は必要ありません。

▼ストーマ粘膜皮膚離開の例

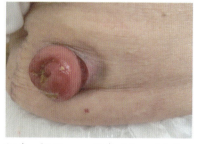

軽度の離開。この程度であれば自然に治癒する

▼ストーマ周囲膿瘍の例

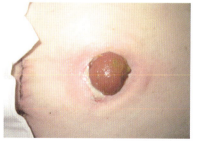

ストーマ周囲に発赤、腫脹があり、膿も出ている

❸ストーマ周囲皮膚障害

排泄物の漏れや潜り込みが原因で起こる発赤、びらんなどのことで、ストーマ合併症のなかでも、最も頻度が高い合併症です。便性が水様の回腸ストーマに多く、ストーマの高さが低い、周囲皮膚にしわやくぼみがあるような管理困難なストーマでも起こりやすいです。==皮膚障害を治すためには適切な装具選択と便性のコントロールが重要==です。

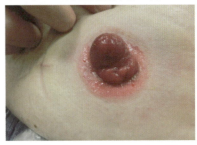

▼ストーマ周囲皮膚障害の例

便が水様で多かったため、皮膚保護剤の溶解が強く、周囲皮膚にびらんが生じている

適切な装具選択については前述した漏れないための装具選択方法（→ p.51）を参照してください。ストーマの大きさに対して面板の穴が大きすぎることで、近接部に排泄物が付着して皮膚障害を起こしていることもあるため、そこも必ず確認します。回腸ストーマでは水様便で量が多いために皮膚保護材の溶解・膨潤が進み皮膚障害を起こすことがあります。その場合は、止痢剤などを使用して便を固めることも有効です。

5. 身体障害者手帳の手続き

==永久ストーマの場合は身体障害者手帳の4級を取得==することができます（※一時的ストーマは適用外）。身体障害者手帳が交付されるといろいろな割引やサービスを受けることができ、ストーマ保有者にとって一番大きなメリットは==ストーマ装具を1割負担で購入できる==ことです。身体障害者手帳の申請や給付について患者さんや家族に聞かれることがあります。簡単な流れはおさえておきましょう。

▼身体障害者手帳の交付手続きの流れ

①ストーマ造設後すぐに市区町村の窓口で申請できる
▼
②市区町村窓口で「身体障害者手帳交付申請書」と「診断書用紙」をもらう
▼
③指定医に診断書用紙を書いてもらう
▼
④市区町村窓口に身体障害者手帳交付申請書、診断書、顔写真、印鑑、マイナンバーなど必要なものをそろえて提出する
▼
⑤交付までに1〜2か月かかる

▼日常生活用具の給付の流れ

①ストーマ装具販売業者に見積書を作成してもらう
▼
②市区町村窓口に「日常生活用具給付申請書」を記入して、見積書や必要書類などと一緒に提出する
▼
③約1か月で「日常生活用具給付券」が届く
▼
④給付券を使ってストーマ装具販売業者から装具を購入する
▼
⑤ストーマ装具販売業者が給付券を市区町村に提出する

4 ERAS

ERAS(enhanced recovery after surgery)という言葉を聞いたことがあるでしょうか？　日本語訳で「術後回復力強化」といい、エビデンスに基づいた周術期管理法を集約してプログラム化したものです。このプログラムに基づいて周術期管理を行うことで、術後合併症減少、入院期間短縮、経費削減などの効果が期待できます。

ERASは2000年ごろにヨーロッパ静脈経腸栄養学会を中心としたグループが提唱し始めました。ERASの登場までは、周術期管理といえば代々伝わる経験的な方法で行われていました。例えば術前数日前から絶食し、術後も1週間の絶食をしいられたり、術後イレウスを予防するためにおなかを温めたりしていました。ERASの登場以降、それらのエビデンスのない方法は消えていきました。

現在の周術期管理方法はERASに基づいて行われていることが多く、看護師もERASの内容を知っておくことが重要です。ERASは数年ごとにバージョンアップされており、2005年にはじめてガイドラインとして公表され、このときは結腸切除術のみを対象にしていました。2009年にバージョンアップされ[1]、2012年には胃、直腸、膵臓手術を対象としたガイドラインがそれぞれ公表されました。以下は2009年のガイドラインを日本語にしたもので、どの手術でも使えるERASの基本になっていますので紹介します（※一部省略）。

1. 入院前カウンセリング

入院前に手術に関して十分な情報提供を行います。術後経過の予測や食事、離床など、患者さんがすべきことを具体的に説明することで、早期回復、早期退院が可能になります。不安の強い患者さんでは疼痛緩和にも有用である可能性があります。

2. 術前の腸管の前処置をしない

術前の下剤のことです。もともと腸管の前処置は縫合不全や創感染を予防する目的で行われていましたが、その効果がなく、むしろそれらの発生率は増加する場合もあることが臨床研究で明らかになっています。また、脱水や電解質異常をきたし、心血管系の合併症増加や術後の腸管麻痺を増やすこともあるといわれています。

3. 術前の絶飲食をなくし、炭水化物負荷を行う

術前の絶飲食は、挿管時の誤嚥性肺炎を予防する目的で慣習的に行われていました

が、22 の RCT（ランダム化比較試験）のレビューによって、手術2時間前までの飲水を許可しても合併症は増えないという確実なエビデンスが証明されました。各国の麻酔ガイドラインでは、飲水は手術2時間前、固形食は手術6時間前まで許可することを推奨しています。糖尿病患者では、胃排泄遅延があるため注意が必要ですが、明確に何時間前までというエビデンスはありません。

また、手術前日の夜と手術の2～3時間前に炭水化物飲料を飲むことで、口渇、空腹感、不安、術後のインスリン抵抗性を軽減することができます。これにより術後の回復が促進され、在院日数が短縮したという RCT もあります。

4.麻酔前投薬の廃止

術前の麻酔前投薬（プレメディ）は術後の覚醒を遅らせ、離床や食事摂取を遅らせます。ただし不安が強い場合は、短時間作用型の抗不安薬であれば問題ありません。

> **プレメディ**
>
> プレメディは、10～15年前までは普通に使われていました。麻酔導入時の徐脈予防や、挿管時に唾液があると気管が見えにくいため、唾液分泌を抑制する硫酸アトロピンや、挿管時の嘔吐予防に胃酸分泌抑制の H_2 ブロッカー、不安感をやわらげるためにアタラックス®-P などが投薬されていました。プレメディがあるために以前は手術室にはベッド入室でしたが、プレメディがない現在では独歩入室が可能になり、人手もかからなくなりました。

5.肺血栓塞栓症予防

結腸直腸手術においては、低用量未分画ヘパリン（標準ヘパリン）の皮下投与が、術後の深部静脈血栓症（DVT）/肺血栓塞栓症（PE）での死亡率減少に有効であるというエビデンスがあります。低分子ヘパリン（クレキサン®など）と未分画ヘパリンとの比較では、血栓予防や出血の副作用に差はありませんが、低分子ヘパリンは1日1回（日本では1日2回）の投与回数とヘパリン誘発性血小板減少症（HIT）のリスクが低いことから、低分子ヘパリンのほうが望ましいとされています。

抗血小板薬や輸液負荷は DVT 予防に効果はありませんが、PE 予防には有効である可能性があります。ヘパリンが禁忌で DVT/PE が高リスクの患者さんには検討が必要です。

なお、低分子ヘパリンと術後の硬膜外鎮痛との併用により、硬膜外血腫が増える可能性があります。一方、低分子ヘパリンと NSAIDs との併用（消化管出血が危惧される）は安全であると考えられています。出血リスクが高い場合などは、弾性ストッ

キングなど代替的な血栓予防法を選択すべきです。

> Memo 日本のガイドラインではルーチンのヘパリン使用は推奨されていない

6. 抗菌薬の予防投与

嫌気性菌、好気性菌の両方に対して有効な抗菌薬を予防的に投与することで、感染性合併症を最小限に抑えることができます。初回は皮膚切開の約1時間前に投与し、手術が3時間を超える場合は追加投与を行います。

7. 麻酔方法

長時間作用型の麻酔薬よりも、短時間作用型のプロポフォールやレミフェンタニルのほうが、覚醒が早く術後の回復に効果的であると考えられます。

硬膜外麻酔も術後の回復に有効というエビデンスはありませんが、全身麻酔薬の量を減少できたり、胸部硬膜外麻酔とすることで、交感神経が遮断され、腸管麻痺の予防にも有効であると考えられます。他にもストレスホルモン放出を阻止したり、術後のインスリン抵抗性を軽減することも期待できます。

8. 術後の悪心・嘔吐予防

患者さんの経験によると、術後の悪心・嘔吐（PONV）は、痛みよりもストレスが強いといわれます。①女性、②非喫煙者、③乗り物に酔いやすい体質（またはPONVの既往）、④術後のオピオイド投与が危険因子となります（→ p.19）。危険因子が2つ以上あれば、手術終了時に予防的に制吐剤を投与すべきです。

9. 腹腔鏡下手術

腹腔鏡下手術では開腹手術と比べると、創部の合併症の発生率が低く、術後はじめての排便までの時間、在院日数が短縮したとの報告があります。

10. 開腹創部の縮小化

腹腔鏡下手術が推奨されているため、2012年版ではこの項目は削除されています。

11. 経鼻胃管を挿入しない

1995年のメタアナリシスにおいて、術後ルーチンで経鼻胃管を留置しないことで、発熱、無気肺、肺炎の発現を減少することが証明されています。また最近の33の研究のメタアナリシスでは、経鼻胃管を入れないほうが腸管機能の回復が早いことも明らかになっています。挿管のための経鼻胃管は仕方がありませんが、麻酔覚醒前に抜

去すべきです。

12. 術中低体温の予防

　術中の低体温は、内分泌代謝反応、交感神経反射や線溶系の変化を引き起こし出血のリスクを増長させます。上肢のエアパッド特定加温装置システムを用いた低体温予防は、創感染、心合併症、出血とそれに伴う輸血を減少させることができます。手術前後2時間さらに加温すると、出血量と合併症発生率が有意に低下したという報告もあります。

13. 周術期の輸液管理

　周術期には慣習的に多くの輸液がなされています。しかし術中術後の過剰な輸液は、胃腸機能の回復を遅らせ、創傷や吻合の治癒や組織の酸素化にも悪影響を及ぼし、在院日数を延長させます。過剰輸液を回避して、体重に基づいて輸液量を調節すると、術後合併症が大幅に減少し、在院日数も短縮されます。術後の輸液を制限する最良の方法は、早期に経口摂取に戻すことであり、術後1日目にはそうすべきであると考えられています。

14. 腹腔ドレーン

　結腸手術後のドレーンは、縫合不全や、他の合併症の発生率、重症化を低下させないことが明らかになっており、ドレーン留置は推奨されません。

15. 尿道カテーテル

　2012年の改訂版では、尿道カテーテル早期抜去群（術後1日目）と対照群（およそ術後4日目）を比較した最近のRCTで、早期抜去群で尿路感染が有意に低下（2% vs 14%）したことから、早期抜去を推奨しています[2]。

16. 術後イレウス予防

術後イレウス予防はERASにおいて最も重要です。
　胸部硬膜外鎮痛は、静脈内オピオイド投与よりもイレウス予防に非常に有効です。術中術後の過剰輸液は胃腸機能の回復を遅らせるため避けるべきです。酸化マグネシウムは術後の腸管回復が早くなることが証明されています。腹腔鏡手術は開腹手術に比べて腸管回復が早く、経口摂取も早く再開できます。

17. 術後鎮痛

　術後2～3日間の硬膜外鎮痛は、オピオイドが入っていてもいなくても、開腹手術でも腹腔鏡手術でも鎮痛効果が高くなります。静脈内オピオイド鎮痛は、硬膜外鎮痛よりも鎮痛効果は低く、外科的ストレス反応の軽減という面でも硬膜外鎮痛に劣っています。また硬膜外鎮痛は術後肺合併症を減少させる効果もあります。

　硬膜外カテーテル抜去後の鎮痛には、NSAIDs が有効であることが証明されています。

18. 術後の栄養管理

　胃腸切除後に早期経口摂取群と絶食群（従来群）とを比較した RCT では、早期経口摂取群で感染の危険性と入院期間の両方を短縮し、縫合不全も増加させなかったと報告されています。しかし早期経口摂取群では嘔吐の危険性が増加し、いくつかのイレウス予防をしないと、腸管拡張、呼吸機能障害、離床の遅れを生じる可能性があります。

　また、術後に栄養補助食品を活用することが重要であると書かれています。

19. 早期離床

　ベッド上安静はインスリン抵抗性、筋肉量・筋力、呼吸機能、組織の酸素化を低下させ、血栓塞栓症の危険性を増加させます。硬膜外鎮痛は離床促進のための非常に重要な因子です。毎日の離床の目標をケアプランとして記載しておくべきであり、患者さんは離床日記を記録することが離床促進につながります。術当日は2時間、翌日以降は6時間以上ベッドから離れることが望ましいと考えられます。

20. 監査

　手術成績を定期的に監査し、他施設と比較することが必要です。

文献

1 ）Lassen K, Soop M, Nygren J, et al; Enhanced Recovery After Surgery (ERAS) Group. Consensus review of optimal perioperative care in colorectal surgery: Enhanced Recovery After Surgery (ERAS) Group recommendations. *Arch Surg* 2009；144：961-969.

2 ）Gustafsson UO, Scott MJ, Schwenk W, et al. Guidelines for perioperative care in elective colonic surgery: Enhanced Recovery After Surgery (ERAS®) Society recommendations. *Clin Nutr* 2012；31：783-800.

その① 周術期管理

5 ハイリスク患者の管理

　ハイリスク患者とは併存疾患をもっている患者さんのことですが、最近は高齢化のせいか、そもそも併存疾患をもっていない患者さんのほうが少ないような気がします。併存疾患をもっていると合併症が起こる可能性が高く、管理によっては併存疾患が悪化することもあります。併存疾患をもっている患者さんのどこをどのようにみればよいのか、詳しく解説していきます。

  高血圧の患者

　日本高血圧学会の「高血圧治療ガイドライン2014」[1]では、高血圧症は診察時血圧140/90mmHg以上、家庭血圧135/85mmHg以上としています。男性で50歳、女性で60歳を超えると半数以上が高血圧になるともいわれており、手術を受ける患者さんの併存疾患で最も多いのは高血圧だと思われます。

1. 周術期の高血圧の何が問題なの？

　高血圧の患者さんは、周術期の血圧変動が大きく、それによる周術期合併症、特に術前血圧よりも低下した場合に脳虚血、心筋虚血、腎虚血が起こると考えられています。例えば、術中の血圧が術前よりも30％以上低下すると脳卒中のリスクが増加する[2]という報告や、術中平均血圧が55mmHg未満の時間が長いほど、急性腎障害（AKI）や心筋梗塞が増える[3]という報告があります。しかし、血圧上昇については周術期の合併症との関連は認められませんでした。

2. 術前の血圧はどれくらいにコントロールすべき？

　収縮期血圧180mmHg以上、拡張期血圧110mmHg以上の場合は、手術を延期して薬剤コントロールをしたほうがよいとガイドラインに書かれています[4]。

3. 術前降圧剤は中止・継続するものがあるが、どう違うの？

　術前に降圧剤を内服している患者さんは、術直前まで内服したほうが術中の血圧変動が小さくなると考えられています。降圧剤の種類によって、継続したほうがよいもの、急に中止するとよくないもの、中止したほうがよいものがあります。

▼術前降圧剤の例

薬剤	一般名（主な商品名）	推奨される術前の管理
β遮断薬	カルベジロール（アーチスト®） メトプロロール酒石酸（セロケン®） ビソプロロールフマル酸塩（メインテート®）　など	術前まで継続
カルシウム拮抗薬	アムロジピンベシル酸塩（アムロジン®、ノルバスク®） ニフェジピン（アダラート®） ベニジピン塩酸塩（コニール®） アゼルニジピン（カルブロック®） シルニジピン（アテレック®）　など	術前まで継続
ACE阻害薬／ARB	【ACE】 エナラプリルマレイン酸塩（レニベース®） イミダプリル塩酸塩（タナトリル®） カプトプリル（カプトリル®） テモカプリル塩酸塩（エースコール®）　など 【ARB】 カンデサルタン シレキセチル（ブロプレス®） バルサルタン（ディオバン®） ロサルタンカリウム（ニューロタン®） オルメサルタン メドキソミル（オルメテック®） テルミサルタン（ミカルディス®）　など	手術日の朝から中止を推奨（心不全の場合は、継続を推奨）
利尿薬	フロセミド（ラシックス®） スピロノラクトン（アルダクトン®） トリクロルメチアジド（フルイトラン®）　など	術前まで継続 （ACE/ARB併用時や脱水傾向の場合は、手術日の朝は中止を推奨）

❶β遮断薬

β遮断薬は急に中止すると心血管系合併症が起こる可能性があり、基本的には手術当日まで継続します。

❷カルシウム拮抗薬

カルシウム拮抗薬は周術期に影響を及ぼす可能性が低く、手術当日まで継続します。

❸ACE阻害薬／ARB

ACE阻害薬やARBは脱水傾向になると低血圧や腎機能低下を起こす可能性があり、高血圧のためだけに内服している場合は中止することが推奨されています。

❹利尿薬

利尿薬は脱水傾向の場合や、ACE/ARBを併用している場合には、低血圧や腎機能低下を起こす可能性があるため中止することが推奨されています。

4. 術後の高血圧は下げるべき？

　術後の高血圧は、痛みや発熱、呼吸困難などに伴って起こっていることも多くあります。特に痛みによる高血圧は多いため、まずはそのような原因がないかを観察する必要があります。原因が疑われれば、降圧剤を使用する前に苦痛を取り除く努力をします。

　また最近はクリニカルパスで高血圧時の指示がある施設があるかもしれませんが、これも注意が必要です。前述したように高血圧患者で問題なのは、血圧の値そのものではなく血圧の変動が大きいことです。そのため一般的には術前血圧の±20％以内であれば様子をみます。しかし、エビデンスはありませんが術後出血の危険性が上がるという考え方もあるため、血圧管理目標は主治医とともに決めるべきです。

　一方で、確実に下げないといけない場合もあります。それは高血圧緊急症の場合です。高血圧緊急症は血圧が異常高値となり、臓器障害（脳症、脳出血、心不全、腎不全など）を急速にきたす病態です。血圧高値の場合は、意識障害、頭痛、悪心・嘔吐、神経障害、心不全や腎不全の所見を観察し、高血圧緊急症を疑った場合は、すぐに医師に報告します。

文献

1) 日本高血圧学会高血圧治療ガイドライン作成委員会編：高血圧治療ガイドライン2014. ライフサイエンス出版，東京，2014.

2) Bijker JB, Persoon S, Peelen LM, et al. Intraoperative hypotension and perioperative ischemic stroke after general surgery: a nested case-control study. *Anesthesiology* 2012；116：658-664.

3) Walsh M, Devereaux PJ, Garg AX, et al. Relationship between intraoperative mean arterial pressure and clinical outcomes after noncardiac surgery: toward an empirical definition of hypotension. *Anesthesiology* 2013；119：507-515.

4) Kristensen SD, Knuuti J, Saraste A; Task Force Members. 2014 ESC/ESA Guidelines on non-cardiac surgery: cardiovascular assessment and management: The Joint Task Force on non-cardiac surgery: cardiovascular assessment and management of the European Society of Cardiology (ESC) and the European Society of Anaesthesiology (ESA). *Eur Heart J* 2014；35：2383-2431.

2 糖尿病の患者

　高血圧に次いで多いのは糖尿病で、手術を受ける患者さんの15〜20％が糖尿病といわれています。

1. 周術期の糖尿病の何が問題なの？

　糖尿病の患者さんは、糖尿病でない患者さんに比べ、術後合併症が増えることは明らかで、具体的には感染性合併症や急性腎障害（AKI）が増えるようです。特に手術部位感染（SSI）は1.5倍にもなります[1]。

2. 術前の血糖コントロール

　術前の血糖コントロール目標は、空腹時血糖100〜140mg/dLです。逆に空腹時血糖が200を超えるような場合は、血糖コントロールが安定するまで手術を延期する場合もあります。

　糖尿病の患者さんは、経口血糖降下薬あるいはインスリンで血糖コントロールを行っていることが多いですが、周術期は基本的に経口血糖降下薬は中止し、インスリンで血糖コントロールを行います。経口血糖降下薬は、術後に全身状態と食事量が安定してから再開します。

3. 術後の血糖コントロール

　2001年に目標血糖値を80〜110mg/dLとする強化インスリン療法（intensive insulin therapy：IIT）を行うことで、死亡率や感染リスク、AKIリスクなどを低下させる[2]という報告が出てからは、血糖値は低めがよいと考えられてきました。しかし最近は、IITは低血糖による死亡率を増やすという意見も多く、現在では180以下を目標とする安全な管理方法が一般的です。

　周術期はインスリンで血糖コントロールを行います。具体的な方法は、1日3〜4回血糖測定を行い、スライディングスケールに応じて速攻型インスリンを皮下注射する方法が一般的です。重症患者など、より厳格な血糖管理が必要な症例では、速効型インスリンの持続静注を行います。

　血糖管理は院内のプロトコルで決められていることがほとんどだと思います。看護師は確実な血糖測定とインスリンの投与、そして低血糖への対応を求められます。

その❶ 周術期管理

▼スライディングスケールの例

血糖値（mg/dL）	速効型インスリン 皮下注
200 ～ 249	2 単位
250 ～ 299	4 単位
300 ～ 349	6 単位
350 ～ 399	8 単位
400 以上	10 単位

> **Memo**
> ベースは0単位で、血糖値に応じて必要なインスリンが変化する
> 血糖値が乱高下するのが欠点

▼速効型インスリン持続静注の例

血糖値（mg/dL）	調整する流量
70 以下	－ 0.6mL/ 時＋低血糖対応
71 ～ 99	－ 0.3mL/ 時
100 ～ 180	そのまま
181 ～ 250	＋ 0.3mL/ 時
251 ～ 300	＋ 0.6mL/ 時
301 以上	＋ 0.9mL/ 時

> **Memo**
> 生理食塩液49.5mL ＋速効型インスリン50単位（0.5mL）＝50mL
> 1単位1mLとしてシリンジポンプを使用する。
> 1.0mL/ 時から開始、血糖値が安定するまでは1時間ごとに調整し、目標値に入れば4時間ごとに変更する。

4. 低血糖が起こったら？

　一般的に血糖値が50mg/dL 以下にまで低下すると低血糖症状（空腹感、発汗、不安感、動悸、振戦など）が現れます。さらに 40mg/dL で意識障害、30mg/dL でけいれん、脳障害、10mg/dL で死亡するといわれています。==症状の有無にかかわらず、70mg/dL を下回る場合は低血糖として対応==する必要があります。低血糖への対応は院内でマニュアル化されているところがほとんどだと思いますが、ここでは一例を紹介します。

> **Point**
>
> 低血糖への対応
> ────────────
> ・意識が保たれていて経口摂取ができる場合→ブドウ糖10～20gを経口摂取させます。
> ・意識障害があり経口摂取が難しい場合→50％ブドウ糖液20～40mLを静注します。
>
> 　どちらの場合も15～30分後に血糖を再測定し、低血糖が持続する場合は5％あるいは10％ブドウ糖液の持続点滴を開始し、早期は30分ごとに血糖測定を行い、100～200mg/dLに保ちます。

文献

1）Martin ET, Kaye KS, Knott C, et al. Diabetes and risk of surgical site infection: a systematic review and meta-analysis. *Infect Control Hosp Epidemiol* 2016；37：88-99.

2）van den Berghe G, Wouters P, Weekers F, et al. Intensive insulin therapy in critically ill patients. *N Engl J Med* 2001；345：1359-1367.

③ 抗血栓薬内服中の患者

　抗血栓薬とは、患者さんによく「血液をサラサラにする薬」と説明している薬のことで、**抗血小板薬**と**抗凝固薬**に分類されます。

> **抗血小板薬とは？**
>
> ・動脈血栓症予防に有効で、具体的には心筋梗塞、脳梗塞、閉塞性動脈硬化症などの予防に使われます。
> ・抗血栓薬のほとんどは抗血小板薬です。

> **抗凝固薬とは？**
>
> ・静脈や心臓内の血栓症予防に有効で、具体的には心房細動、人工弁置換術後、深部静脈血栓症、肺塞栓症の予防に使われます。
> ・抗凝固薬はつい最近まで内服薬はワーファリン、注射薬はヘパリンしかありませんでしたが、最近、新規経口抗凝固薬（NOAC）と呼ばれている、プラザキサ®、イグザレルト®、エリキュース®、リクシアナ®が登場しました。

1. 周術期の抗血栓薬の何が問題なの？

　抗血栓薬を内服したまま手術を受けると出血のリスクが高くなるため、周術期には中止することが一般的です。しかし休薬することによって原疾患（脳梗塞や心筋梗塞など）が悪化、あるいは新たに発症することもあります。

　看護師は、術前にはきちんと中止できているかの確認や、そもそもなぜ内服しているのかを確認します。術後には<mark>出血性合併症に注意</mark>し、さらに<mark>原疾患の悪化の徴候がないかも注意</mark>する必要があります。また抗血栓薬の再開忘れも問題になっています。

2. ヘパリン置換とは？

　抗血栓薬を中止すると血栓塞栓症を発症するリスクがきわめて高い患者さんには、ヘパリン置換を行います。ヘパリンは半減期が短く、<mark>中止後4～6時間で効果が消失</mark>するため、術前にヘパリンを中止することで、手術時の出血リスクを抑えることができます。

　ヘパリンは、APTT（活性化部分トロンボプラスチン時間）を正常値の1.5～2倍に延長するように投与量を調節したりします。

　ヘパリンは基本的には同じ抗凝固薬のワーファリンの代わりに用いるものですが、

▼抗血栓薬の中止時期

一般名（主な商品名）	休薬開始時期	作用持続時間
アスピリン （バファリン®、バイアスピリン®）	7日前 （低危険手技時は3日前）	7～10日
クロピドグレル硫酸塩 （プラビックス®）	14日前	10～14日
プラスグレル硫酸塩 （エフィエント®）	14日以上前	−
チクロピジン塩酸塩 （パナルジン®）	10～14日前 （低危険手技時は5日前）	10～14日
チカグレロル （ブリリンタ®）	5日以上	−
シロスタゾール （プレタール®）	3日前	48時間
イコサペント酸エチル （エパデール）	7日前	7～10日
ジピリダモール （ペルサンチン®）	1～2日前	不明
サルポグレラート塩酸塩 （アンプラーグ®）	1日前	4～6時間
ベラプロストナトリウム （ドルナー®、プロサイリン®）	1日前	6時間
リマプロストアルファデクス （オパルモン®、プロレナール®）	1日前	3時間
ワルファリンカリウム （ワーファリン）	3～5日前	48～72時間
ダビガトラン （プラザキサ®、プリズバインド®）	24時間（重大な手術は2日）	−
リバーロキサバン （イグザレルト®）	24時間（重大な手術は2日）	24時間
アピキサバン （エリキュース®）	2～4日前	−
エドキサバン （リクシアナ®）	24時間	24時間

抗血小板薬の代わりとしても用いられることがあります。動脈血栓では血小板の関与が大きいですが凝固因子も関与すること、非心原性脳梗塞を対象とした研究[1]で、抗血小板薬と抗凝固薬で再発率に差がなかったことなどから、ある程度効果はあるものと考えられています。

術後は出血がないことを確認後ヘパリンを再開し、病態が落ち着けば抗血栓薬の内服を再開します。ワーファリンは作用するまでに時間がかかるため、PT-INR が術前の値程度に戻るまでは、ヘパリンを併用しておきます。抗血小板薬や NOAC は効果発現が早いため、再開時のヘパリンの併用は必要ないと考えられています。

血栓塞栓症を発症するリスクが高いのはどんな患者さん？

以前は抗血栓薬を中止する場合は、すべてヘパリン置換をしていましたが、現在では抗血栓薬中止による血栓塞栓症が起こるよりも、ヘパリンによる出血性合併症が非常に増えたこともあり、ヘパリン置換は慎重に行うべきとされています。

アメリカのガイドラインでは、①CHADS2 5点または6点、②3か月以内の脳梗塞の既往、③リウマチ性弁膜症のいずれかの場合のみヘパリン置換すべき[2]としています。

▼CHADS2スコア

うっ血性心不全	1点
高血圧	1点
75歳以上	1点
糖尿病	1点
脳卒中/TIA（一過性脳虚血発作）	2点

合計 0〜6点で評価し、通常 1〜2点以上であれば抗凝固薬を開始する

文献

1）矢坂正弘：周術期における抗血栓薬の使い方．脳卒中 2008；30：967-973.

2）January CT, Wann LS, Alpert JS, et al; American College of Cardiology/American Heart Association Task Force on Practice Guidelines. 2014 AHA/ACC/HRS guideline for the management of patients with atrial fibrillation: a report of the American College of Cardiology/American Heart Association Task Force on Practice Guidelines and the Heart Rhythm Society. *J Am Coll Cardiol* 2014；64：e1-76.

4 呼吸器疾患の患者

呼吸器疾患の代表的なものに**慢性閉塞性肺疾患（COPD）**と**気管支喘息**があります。このような呼吸器疾患をもつ患者さんはもともと呼吸機能が低下しており、手術によってさらに低下するため、術後肺合併症が起こりやすいと考えられています。ここではCOPDと喘息という2つの疾患を中心に、どうしたら術後の肺合併症を予防できるかについて述べます。

1. COPD、喘息はなぜ危険なの？

COPDは術後肺合併症の大きなリスク因子で、COPD患者の術後肺合併症の発症率は18.2%[1]という報告があります。統計上COPD患者の90%に喫煙歴がありますが、喫煙は術後肺合併症だけではなく、術後感染、創部合併症、神経学的合併症、ICU入室など、さまざまな合併症のリスク因子として報告されています[2]。特に20 pack years（1日の喫煙箱数×年数）以上の人は、より術後肺合併症のリスクが上がります[1]。

Memo タバコ1箱は20本入り

一方、喘息はコントロールされた状態であれば、術後肺合併症のリスク因子にはならないとされています。ある報告によると、喘息患者の術後肺合併症の発生率は1.2%でした[3]。

看護師は**COPDの既往**、**どれくらいタバコを吸うのか**、**喘息はコントロールされているのか**などを術前に問診する必要があります。

2. 術前に何をすべき？

まずは**禁煙**です。現在のところは**8週間以上の禁煙が推奨**されています。8週間より短い禁煙は害になる[4]という有名な論文もありますが、8週間以内でも早く禁煙すればするほど術後肺合併症が低下する[5]という報告もあります。8週間以上の禁煙がベストですが、それ以内であってもできるだけ早く禁煙すべきです。

もう1つは、**呼吸リハビリテーション**です。呼吸リハビリテーションとは、全身運動による呼吸筋のトレーニング、深呼吸の練習、インセンティブスパイロメトリーなどを複合して行うものです。術前から呼吸リハビリテーションを行うことで術後肺合併症を低下させる[6]という報告がありますが、術前1〜2週間前から行う必要があるため、外来との連携が必要です。術前にインセンティブスパイロメトリーのみ行うことについては、賛否両論あり、推奨するほどの有益な効果が認められていません。

3. 術後に何をすべき？

疼痛コントロールと早期離床が最も重要です。深呼吸や排痰が無気肺や肺炎予防につながると考えられますが、痛みが強いと深呼吸や咳を積極的にはできません。腹部手術を受けたCOPD患者を対象とした研究で、硬膜外鎮痛が術後肺合併症を減らし、離床が1日遅れるごとに術後肺合併症が3倍に増える[7]という報告もあり、疼痛コントロールを積極的に行いながら早期離床を進めることが重要です。

術後のインセンティブスパイロメトリーについては、上腹部手術で術後肺合併症が低下したというシステマティックレビュー[8]もありますが、コクランレビュー[9]では合併症の発生率は変わらないという結果で、有効性は微妙なところです。

> **Memo** 文献をくまなく調査し分析したもの。この結果はエビデンスレベルが高い

> **Memo** 世界最大規模でシステマティックレビューを行っている「コクラン共同計画」が出した結果

文献

1) Warner MA, Divertie MB, Tinker JH. Preoperative cessation of smoking and pulmonary complications in coronary artery bypass patients. *Anesthesiology* 1984；60：380-383.
2) Grønkjær M, Eliasen M, Skov-Ettrup LS, et al. Preoperative smoking status and postoperative complications: a systematic review and meta-analysis. *Ann Surg* 2014；259：52-71.
3) Warner DO, Warner MA, Barnes RD, et al. Perioperative respiratory complications in patients with asthma. *Anesthesiology* 1996；85：460-467.
4) Warner MA, Offord KP, Warner ME, et al. Role of preoperative cessation of smoking and other factors in postoperative pulmonary complications: a blinded prospective study of coronary artery bypass patients. *Mayo Clin Proc* 1989；64：609-616.
5) Mills E, Eyawo O, Lockhart I, et al. Smoking cessation reduces postoperative complications: a systematic review and meta-analysis. *Am J Med* 2011；124：144-154.e8.
6) Hulzebos EH, Smit Y, Helders PP, et al. Preoperative physical therapy for elective cardiac surgery patients. *Cochrane Database Syst Rev* 2012 Nov 14;11:CD010118. doi: 10.1002/14651858.CD010118.pub2.
7) van Lier F, van der Geest PJ, Hoeks SE, et al. Epidural analgesia is associated with improved health outcomes of surgical patients with chronic obstructive pulmonary disease. *Anesthesiology* 2011；115：315-321.
8) Thomas JA, McIntosh JM. Are incentive spirometry, intermittent positive pressure breathing, and deep breathing exercises effective in the prevention of postoperative pulmonary complications after upper abdominal surgery? A systematic overview and meta-analysis. *Phys Ther* 1994；74：3-10；discussion 10-16.
9) do Nascimento Junior P, Módolo NS, Andrade S, et al. Incentive spirometry for prevention of postoperative pulmonary complications in upper abdominal surgery. *Cochrane Database Syst Rev* 2014 Feb 8;(2):CD006058. doi: 10.1002/14651858.CD006058.pub3.

その❶ 周術期管理

❺ CKD患者、透析患者

　CKDとは**慢性腎臓病**（chronic kidney disease）のことで、腎機能障害が3か月以上続く状態のことをいいます。CKDになる原因疾患には糖尿病、慢性腎炎、高血圧などがあり、**CKDが進行すると透析が必要**になります。

1. 周術期のCKDは何が問題なの？

　CKD患者は**術後の急性腎障害（AKI）や心血管合併症の発症率が高い**[1,2]ことが報告されています。特に透析患者では非透析患者に比べて手術関連の死亡リスクが高く[3]、尿毒症、脳心血管疾患、糖尿病の悪化などの術後合併症のリスクも高くなる[4]と報告されています。

　看護師に求められる役割は、**腎機能を悪化させないように管理すること**と、**脳梗塞や心筋梗塞などの血管系合併症の徴候を見逃さないこと**です。

2. 腎機能の悪化を防ぐには？

　腎機能悪化を防ぐために看護師ができることの1つは、**NSAIDsを極力使用しない**ことです。最近はクリニカルパスで動いている施設が多く、クリニカルパスでは発熱時や疼痛時などの包括指示もあらかじめ出ていると思います。そして発熱時や疼痛時はフルルビプロフェン（ロピオン®）やロキソプロフェン（ロキソニン®）などのNSAIDsになっていることが多いでしょう。しかし**NSAIDsは腎機能を悪化させる可能性のある代表的な薬剤**です。そのため**CKD患者ではNSAIDsの使用は極力控えて、アセトアミノフェン（静注のアセリオ®、内服のコカール®など）を使用**します。

　もう1つは**体液量**の管理です。脱水は腎血流を低下させ腎機能の悪化をまねくため、適正な体液量を維持することはAKI予防に効果的です。体液量は主に尿量と体重で評価します。**尿量は0.5mL/kg/時が6時間以上続く場合は、腎不全のリスク状態**であるとガイドラインにも書かれています[5,6,7]。輸液が過剰になっても合併症が増えるため（→p.55）、この量を下回る場合は補液を追加するのがよいでしょう。**体重は術前の体重を参考にして、プラスであれば体液過剰、マイナスであれば体液不足と評価します。**

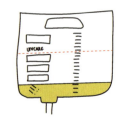

Memo　入院時に体重を測定する場合は服やポケットの中に物が入っていて重くなっていることもある。パジャマなどに着替えてから正確な体重を測ること

3. 透析患者の場合

術前後はいつ透析するの？

透析患者は体液過剰、貧血、高窒素血症、代謝性アシドーシス、高カリウム血症などの代謝異常を伴っていることが多く、術前に体内の環境を整えるために、術前24時間以内に透析を行います。

術後は、抗凝固薬による出血性合併症の可能性があるため、体液バランス、電解質、酸塩基平衡などに異常がなければ、術後24時間は控えるべきとされています[1]。

Point

血液透析患者はシャント閉塞に注意！

術中は血圧低下や体位による上肢の圧迫などでシャント閉塞が起こりやすくなります。そのため術直後には必ずシャント音とスリル（振動）の有無と強弱を確認し、術前の状態と比べて評価しましょう。

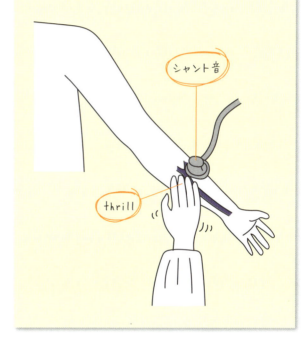

文献

1) Howell SJ, Sear YM, Yeates D, et al. Risk factors for cardiovascular death after elective surgery under general anaesthesia. *Br J Anaesth* 1998 ; 80 : 14-19.
2) Lee TH, Marcantonio ER, Mangione CM, et al. Derivation and prospective validation of a simple index for prediction of cardiac risk of major noncardiac surgery. *Circulation* 1999 ; 100 : 1043-1049.
3) Schneider CR, Cobb W, Patel S, et al. Elective surgery in patients with end stage renal disease: what's the risk? *Am Surg* 2009 ; 75 : 790-793.
4) Abe H, Mafune K. Risk factors for maintenance hemodialysis patients undergoing elective and emergency abdominal surgery. *Surg Today* 2014 ; 44 : 1906-1911.
5) Bellomo R, Ronco C, Kellum JA, et al. Acute Dialysis Quality Initiative workgroup. Acute renal failure – definition, outcome measures, animal models, fluid therapy and information technology needs: the Second International Consensus Conference of the Acute Dialysis Quality Initiative (ADQI) Group. *Crit Care* 2004 ; 8 : R204-R212.
6) Chertow GM, Burdick E, Honour M, et al. Acute kidney injury, mortality, length of stay, and costs in hospitalized patients. *J Am Soc Nephrol* 2005 ; 16 : 3365-3370.
7) Kidney Disease: Improving Global Outcomes (KDIGO) Acute Kidney Injury Work Group. KDIGO clinical practice guideline for acute kidney injury. *Kidney Int Suppl* 2012 ; 2 : 1-138.
8) Trainor D, Borthwick E, Ferguson A. Perioperative management of the hemodialysis patient. *Semin Dial* 2011 ; 24 : 314-326.

Column

はじめての急変

　外科病棟で働いていると、いつかは必ず急変に遭遇します。私がはじめて急変を経験したのは1年目の秋でした。胃がんの術後1日目の患者さんで、はじめての離床を終えてベッドに横になっていました。まだ心電図モニターがついており、アラームが鳴ったので部屋を訪れると、明らかに異常な呼吸をしていました。私がぐずぐずしていると、すぐに師長さんが来てくれて、これは大変だとナースステーション内の観察室に移動しました。心停止していたため先輩がCPRを始め、救急コールで先生たちが駆けつけてきて、CPRを続けICUへと移動しました。原因は肺塞栓による心停止で、無事蘇生することができ、その患者さんは元気に退院されていきました。私のはじめての急変は、ただボーッと立って見ていることしかできませんでした。

　2回目の急変は2年目、食道がんの術後の患者さんで、順調に経過し退院の日のことでした。先輩が朝の検温に行くと、大量の吐血をしたそうです。緊急のナースコール（普通のナースコールとは別のナースコールがありました）が鳴ったので私が部屋に駆けつけると、床一面が血の海で、先輩が胸骨圧迫（心臓マッサージ）をしているところでした。

　コードブルー（院内の救急コール）をかけ、先生たちが続々と集まってCPRを続けました。私は救急カートなどを持っていき、カートから薬剤などを出す役割をしていました。先生から「エピちょうだい！」と言われ、私は「エピ」といえば「硬膜外カテーテル」だと思い込んでいたので、何のことかわかりません。先生は「エピネフリン（ボスミンやアドレナリン）」のつもりで言っていたのに、私の知識不足で理解できませんでした。他にも先生に"あれちょうだい、これちょうだい"と言われましたが、出すのに手間どってしまい、救急カートから物を渡す役割も果たせませんでした。

　この2回目の急変で、「これではダメだ」と思い、ICLSコース（二次救命コース。ACLSを学ぶことができる）を受講しました。心肺停止時の対応について学んだことで、以前よりは急変時の対応が落ち着いてできるようになりました。

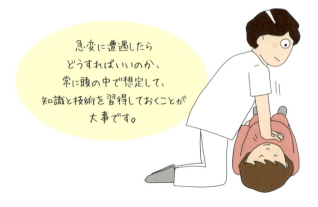

急変に遭遇したらどうすればいいのか、常に頭の中で想定して、知識と技術を習得しておくことが大事です。

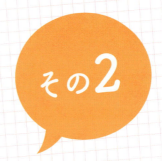

消化器外科で特に多い手術

ここでは消化器外科手術で
最もメジャーな胃がんと大腸がん、
そして最も大きな手術の1つである
食道がんを取り上げました。
合併症を起こさないように管理することが大事なのですが、
「合併症が起こったときにどうするか」
ということも大事なので、特にその部分は詳しく解説しています。
少しマイナーな（というと怒られるかもしれませんが）
アッペ、ヘルニア、ヘモ、ストーマ閉鎖と
肝胆膵領域については、
看護師が知っておいたほうがよいと思うポイントを
まとめました。

1 胃がん

> ドレーンから出血、膵液、腸液、胆汁など、さまざまな排液が出てくる可能性があり、ドレーン管理の基礎を学ぶ、消化器外科ナースの登竜門です。

1 胃がんの手術方法

▼胃がんの手術の流れ

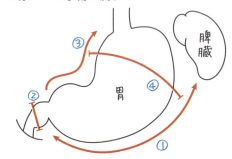

①・③ 周囲の血管処理・リンパ節郭清
② 十二指腸離断
④ 胃切除
⑤ 再建
⑥ ドレーン留置、閉創

1. 幽門側胃切除（distal gastrectomy：DG）

胃の出口側を切除する手術です。主に3つの再建方法があり、切除範囲や残胃の大きさなどで使い分けられることが多いですが、術者により傾向に差があります。

再建方法は**ビルロートⅠ法**（B-Ⅰ）、**ビルロートⅡ法**（B-Ⅱ）、**ルーワイ法**が最も多く行われています。B-Ⅰは残胃と十二指腸をそのままつなぐ方法で、十二指腸は後腹膜に固定されているため**吻合部に緊張がかかりやすく、残胃が小さいと縫合不全のリスクが高くなります。**また、幽門括約筋がなくなることによって**十二指腸液が逆流しやすくなります。**

吻合部に緊張がかからないように開発されたのがB-Ⅱです。しかし十二指腸液は吻合部を通るので、残胃へ逆流するリスクは変わりません。十二指腸液の逆流を減らすために編み出されたのが**ブラウン吻合**です。

ルーワイ法はB-Ⅱと似ていますが、**十二指腸液がより逆流しにくいように**工夫されています。高齢者などでは胃の入口の逆流防止機構が弱くなっていることがあり、そのような患者には逆流性食道炎予防の観点からルーワイ法が好んで行われます。しかしルーワイ法は、**食物が残胃やつないだ小腸内に停滞してしまう**ルーワイ症候群という独特の後遺症を起こすことがあります。

ではB-Ⅰは古くてダメかというとそうではなく、胃が大きく残せてかつ十二指腸も長く残せるような場合は、吻合部にそれほど緊張がかからず、何より最もシンプルで生理的な方法なので、B-Ⅰを第1選択としている施設も多いです。

▼幽門側胃切除（DG）

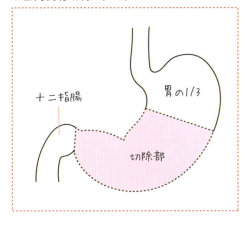

※切開創・ドレーンの位置は、症例や施設によって異なります
※DGではドレーンを入れない施設もあります

ビルロートⅠ法

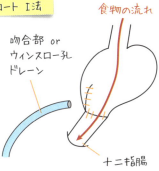

- 胃と十二指腸がある程度残っていないと届かない
- 最も生理的

ビルロートⅡ法

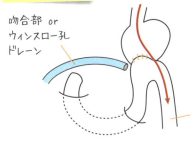 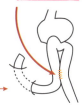

- 残った胃や十二指腸の大きさ・長さに依存しない
- 胆汁・膵液の逆流を減らすため、ブラウン吻合を行う場合もある

ルーワイ法

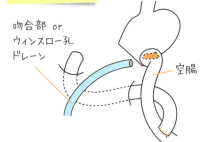

- 吻合部に緊張がかからない
- 十二指腸液の逆流が少ない
- ルーワイ症候群を起こすことがある

2. 胃全摘（total gastrectomy：TG）

　文字どおり胃をすべて摘出する手術です。以前は進行がんでは膵臓の一部と脾臓も一緒に摘出することが多くありましたが、最近では合併切除を行っても生存率は変わらず、膵液ろうや腹腔内膿瘍などの合併症が増えるだけとの研究結果が出たため、ルーチンでは合併切除は行いません。

　再建方法はほとんどの施設でルーワイ法で行われています。

▼胃全摘（TG）

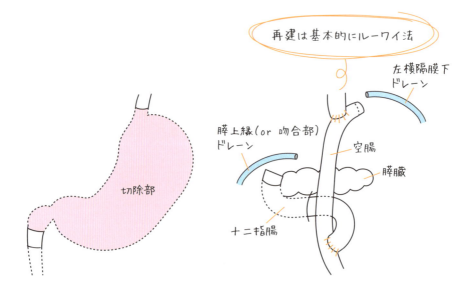

3. 噴門側胃切除（proximal gastrectomy：PG）

　胃の入り口側を切除する手術です。胃がんはもともと8割が幽門側にできます。残り2割の噴門側にできたがんでも、早期でないと胃全摘になることが多いので、DGやTGに比べると数はかなり少ないです。

　再建方法は食道胃吻合法、空腸間置法、ダブルトラクト法があります。食道胃吻合法はシンプルですが、残胃、残食道が十分残っていないとできません。また、術後の逆流性食道炎が多くなります。そのため同時に噴門形成術もして逆流しにくくします。空腸間置法は、食道と残胃の間に空腸を一部取ってきてつなげる方法で、残存食道が短く食道胃吻合ができない場合に行います。しかし、つなぎ方がかなり複雑なので、あまり行われていません。

　最も逆流を起こしにくいとされているのがダブルトラクト法ですが、つなぎ方は複雑です。

▼噴門側胃切除（PG）

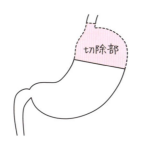
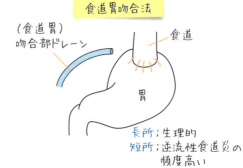
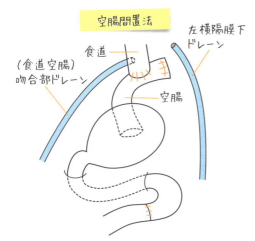
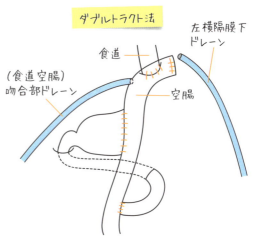

② 胃がんの周術期管理

1. 術前

基本的には手術前日に入院となります。幽門狭窄で通過障害がある場合は数日前から絶食、中心静脈栄養（TPN）を行います。胃拡張があれば経鼻胃管による減圧や胃洗浄を行うことがあります。胃拡張のまま手術を行うと胃壁がむくんで、縫合不全になりやすいと考えられているためです。

> **Memo** 食物残渣が多く残っていることがあるため、できるだけ太めのチューブが勧められる

● 絶飲食

全身麻酔による誤嚥性肺炎を予防することが主な目的です。当院では手術前日の夕食後から絶食とし、当日の0時から絶飲食としています。

77

> **Point**
>
> **絶飲食のエビデンス**
>
> 　最近では絶飲食時間が長くなると、外科的糖尿病になりやすく合併症を増やすと考えられているため、絶飲食時間は短くなってきています。「麻酔科ガイドライン」では手術6時間前まで食事可、2時間前まで飲水可となっています。

その❷ 特に多い手術

● 下剤

当院では手術前日の眠前にセンノシドを内服しています。

> **下剤はなぜ必要？**
>
> 　術前の下剤は腸管内の細菌数を減少させることで、SSIなどの感染性合併症を低下させることが目的でしたが、最近では効果なしと結論づけられています。しかし日本では手術のしやすさの観点から、今でも下剤を使用している施設が多いようです。

● 除毛

　体毛が手術の邪魔になる場合のみ、クリッパーによる除毛を行います。除毛によるSSI（手術部位感染）予防効果は否定されているため、邪魔にならなければ行う必要はありません。カミソリでの剃毛はSSIを増やすとされており、「手術部位感染の予防のためのグローバルガイドライン（SSI予防ガイドライン）」で「いかなる場合も行わないことを推奨する」としています[1]。

● 臍処置

胃がんの手術では原則臍処置が必要です。

● 入浴、シャワー浴

身体を清潔にすることでSSIを予防することが目的です。

胃がん患者の周術期管理の全体像 (※当院の場合)

◎ 入院前
- 術前検査
- 通過障害があれば絶食、TPN。経鼻胃管、胃洗浄を行うことも。

◎ 手術前日
- 除毛、臍処置
- シャワー浴
- 絶飲食 (前日夕食後から絶食、当日0時以降は絶飲食)

◎ 手術当日
- 浣腸
- 末梢静脈路確保、輸液

◎ 術直後

看護
- 意識、呼吸、循環の観察
- ドレーン、腹部所見の観察
- DVT予防
- 疼痛コントロール

合併症
- 覚醒遅延、呼吸不全、頻脈、低血圧、術後出血

◎ 回復期

- 【術後1日目】→ 離床開始
- 【術後2日目】→ 飲水開始
- 【術後3日目】→ 食事開始

看護
- ドレーン、腹部所見の観察
- 疼痛コントロール
- 離床促進 ・食事指導

合併症
- 肺炎、肺塞栓、術後出血、膵液ろう、縫合不全、イレウス

◎ 安定期

- 【術後5日目】→ ドレーン抜去
- 【術後7日目】→ 退院

看護
- ドレーン、腹部所見の観察
- 疼痛コントロール
- 離床促進 ・退院指導

合併症
- 縫合不全、イレウス、創感染、吻合部狭窄、ダンピング症候群、輸入脚症候群

> **クロルヘキシジン清拭は？**
>
> 2016年にWHOから出されたSSIガイドラインにおいて
> ①鼻腔内の黄色ブドウ球菌のスクリーニング
> ②鼻腔内ムピロシン塗布
> ③術前のクロルヘキシジン浴
> を組み合わせて行うことで、SSIを減らすことに効果的であると推奨しています[1]。

【手術当日にすること】

● 浣腸

当院では手術当日の朝にグリセリン浣腸60mLを行っています。

> **浣腸はなぜ必要？**
>
> 浣腸の有無で合併症発生率は変わらないという報告もあります。消化器外科以外の分野では、浣腸をしない施設も増えていますが、腸管に操作を加える手術では術中の脱糞をできるだけ予防するために行います。

● 末梢静脈路確保

術中に出血などが起きた場合に急速輸液ができるように、20Gか、それよりも太い留置針を用います。

● 輸液

午後の手術では、絶飲食中の脱水予防のため輸液を行います。絶飲食時間にもよりますが、手術までに3号液などの維持輸液を500〜1000mL程度投与します。また術前の輸液の代わりに経口補水液（OS-1®など）を飲む**術前経口補水療法**を行う施設も増えてきています。

> **術前経口補水療法**
>
> 経口補水液を飲用することで術前点滴を廃止する試みです。手術当日2〜3時間前に炭水化物飲料を飲用することで、術後の外科的糖尿病を軽減することもわかっています。
> [方法の具体例]
> オーエスワン®（1本 500mL）やアルジネート®ウォーター（1本 125mL）を術前日夜に500〜1000mL、手術当日2時間前までに250〜500mL飲用します。

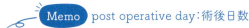
Memo　post operative day：術後日数

2. 術直後（POD 0）

術直後の主な合併症
覚醒遅延、呼吸不全、頻脈、低血圧、術後出血

● まずは意識、呼吸、循環の観察

　病棟に帰室したら、まずは意識、呼吸状態、循環動態に異常がないかを観察します。麻酔が残っていて覚醒が悪い場合は、呼吸に異常をきたしやすいため、エアウェイ挿入や再挿管が必要になることがあります。完全に覚醒していれば、30度ほど頭部を挙上したほうが横隔膜が下がり、呼吸がしやすくなります。

● ドレーン、腹部所見の観察

　次にドレーンと腹部所見を観察します。術直後は後出血に最も注意を要します。出血の場合は、血塊（コアグラ）でドレーンが閉塞する場合もあるため、ドレーンだけに頼らず、腹部膨満やバイタルサイン、ショック症状などでも判断します。

● 深部静脈血栓症（DVT）予防

　患者のDVTリスクに応じた対策を行います。早期離床、足関節運動がDVT予防に最も効果的であるといわれており、離床までの間は足関節運動をこまめに行ってもらうように指導します。

● 疼痛コントロール

　開腹手術や腹腔鏡手術では、硬膜外カテーテルや点滴側管から麻薬や局所麻酔薬を投与して持続鎮痛を行うことが多いです。しかしこれだけでは疼痛コントロールができない場合も多く、痛みが強い場合には、非ステロイド性抗炎症薬（NSAIDs）で鎮痛を行います。NSAIDsが禁忌の場合はアセトアミノフェンを用います。痛みが強い場合には、==痛くなる前に予防的に鎮痛薬を使用する**先行鎮痛**==と、==作用機序の異なる薬を使用する**多角的鎮痛**==を行います。

3. 回復期（POD 1-3）

回復期の主な合併症
肺炎、肺塞栓、術後出血、膵液ろう、縫合不全、イレウス

【術後1日目】

● 離床開始

　必ず痛みをコントロールしてから離床を開始します。第一歩行はDVTによる肺血栓塞栓症（PE）に注意します。第一歩行後に循環動態や呼吸状態の悪化を認めた場

合は、まずは PE を疑います。

　離床が進みトイレまで歩けるようになれば尿道カテーテルは抜去します。硬膜外鎮痛中や前立腺肥大症の既往があれば術後尿閉にも注意します。

【術後 2 日目】

● 飲水開始

　縫合不全やイレウスの所見がなければ飲水が開始となります。

【術後 3 日目】

● 食事開始

　縫合不全やイレウスの所見がなければ食事が開始となります。結腸手術と比べると遅めなのは、食べることによって吻合部に直接物理的な刺激が加わったり、胃拡張すると縫合不全の危険性が増す可能性があるからです。

　しかし最近は、早期経口摂取しても縫合不全を増加させないという報告も出てきており、ERAS では術後 1 日目から飲水だけでなく食事も再開するように推奨しています。

4. 安定期（POD 4 - 7）

安定期の主な合併症

縫合不全、イレウス、創感染、吻合部狭窄、ダンピング症候群、輸入脚症候群

【術後 5 日目】

● ドレーン抜去

　縫合不全のリスクが低くなればドレーンが抜去されます。一般的には、食事を開始してもドレーン排液が清明で発熱や炎症反応の上昇を認めないことがドレーン抜去の条件になります。

【術後 7 日目】

● 退院

　食事が十分摂れている、排便がある、痛みをコントロールできている、血液検査で異常がないことなどが退院の条件になります。

③ 胃がん術後の合併症

胃がん術後の3大合併症は**術後出血、縫合不全、膵液ろう**です。

1. 術後出血

腹腔内出血と**吻合部出血**があります。**腹腔内出血は術後48時間以内に多く、ドレーンから1時間に100mLを超える血性排液が最も重要な所見**です。しかしコアグラでドレーンが閉塞しやすいため、そういうときはドレーン脇から血性排液の漏れが増えます。術後の頻脈、血圧低下は常に術後出血を念頭におきます。
経鼻胃管からの出血や頻回なタール便は吻合部出血を疑います。出血が持続して貧血が進む場合は、内視鏡での止血が必要になります。

2. 縫合不全

発熱、腹痛、ドレーン排液の混濁、強い炎症反応があれば縫合不全を疑います。
術後1〜3日目に起きた場合はメジャーリーク（大きな縫合不全）のことが多く、再手術になることが多いです。術後4日目以降に起きた場合はマイナーリーク（小さな縫合不全）のことが多く、保存的に治癒することが多いです。
縫合不全を疑えば、**ガストログラフィン**による吻合部造影やCTにより吻合部周囲の液体や空気の有無を確認して診断します。
保存的治療の場合は、ドレナージ、抗菌薬、絶食、TPNを行います。ドレナージが最も重要で、ドレーンからの瘻孔造影を用いて縫合不全部の近くに留置し、週に1〜2回ドレーン造影を行い治療効果を判定します。
また経鼻胃管を挿入することがあり、これは胃拡張になって吻合部に圧がかからないようにすることが目的です。

ガストログラフィン

ヨード系の造影剤。消化管造影ではバリウムが有名ですが、消化管穿孔のある患者ではバリウム腹膜炎の危険性があるため投与できません。ガストログラフィンは腹腔内に漏れ出ても安全とされています。ただし、下痢の副作用が多いです。

3. 膵液ろう

膵臓は胃の真裏にあり、膵臓周囲のリンパ節郭清もするので、膵臓が傷つき、そこから膵液が漏出することがあります。発熱、腹痛、強い炎症反応があり、ドレーン排液が通常の血の色より暗い赤色（ワインレッドと表現される）であれば、膵液ろうを疑います。

> **Memo** しかし、この時期の排液は通常でも赤いので判断が難しい…

膵液ろうを疑った場合は、ドレーン排液のアミラーゼ値を測定します。**ドレーンアミラーゼが血清アミラーゼの3倍以上あれば膵液ろうと判断**できます。膵液ろうのリスクが高いような症例（胃全摘、広範囲のリンパ節郭清、膵尾部の合併切除、肥満など）では、術後1、3日目などにルーチンでドレーンアミラーゼを測定することもあります。CTで膵周囲の液貯留の有無も確認します。

膵液ろうは感染を伴い腹腔内膿瘍となることが多く、そうなるとドレーン排液は赤ワイン色→灰色→膿へと変化します。膵液は感染が加わるとタンパク質分解酵素が活性化し周囲組織を消化し、血管壁が消化されることで**腹腔内出血**を起こします。腹腔内出血を起こした場合は、開腹止血術またはアンギオ（血管造影）による動脈塞栓術を行いますが、最近ではアンギオを第1選択とする施設が多いです。腹腔内出血を起こさないように、縫合不全と同様にきちんと膵液をドレナージすることが重要です。

吻合部が消化されることにより縫合不全を起こすことがあります。この縫合不全は術後1週間以上経って起こることも多く、通常の縫合不全より治癒に時間を要します。

> **大出血を起こしたら？**
>
> まずは人を呼びます。末梢静脈ラインが1本しかなければもう1本入れます。生理食塩液やラクテック®などの細胞外液を全開で投与します。そして輸血の手配をし、アンギオ室やオペ室にGO！

4. 吻合部狭窄

術後1週間を過ぎてからの発症が多いです。早期に起こる狭窄は吻合部の浮腫が主な原因です。経口造影で通過障害の程度を確認し、一般的には絶食、DG後であれば経鼻胃管による減圧で保存的に軽快することがほとんどです。TGやPGの食道空腸吻合部で縫合不全を起こすと治癒過程でひきつれが起こり、狭窄することがあります。この狭窄は通常内視鏡的拡張術（バルーン拡張など）が必要になることが多いです。

> **Memo** ※PG、TGでは無意味

5. ダンピング症候群

食事摂取後に症状が出現するまでの時間により、早期ダンピングと後期ダンピングに分けられます。

早期ダンピングは、食後15〜30分で全身症状と腹部症状の両方が起こります。発症機序は、ダンプカーが砂をドサッと落とすがごとく、胃にためておく能力がなくなり食物がドサッと小腸に流れるためと考えられています（ダンピングのダンプはダンプカーのダンプと同義）。食物が小腸に一気に流れると、それを薄めようと血管内の水が腸管内に一気に流れ込み、血管内の水が減るため、ショックのような全身症状が起こります。そうなると小腸が拡張するため腹部症状も出現します。

▼ダンピング症候群の症状

全身症状	眠気、全身倦怠感、冷汗、動悸、全身熱感、めまい、胸苦しさ、脱力感、頭痛、頭重、顔面蒼白、しびれ、顔面紅潮、失神　など
腹部症状	腹部膨満、腹鳴、下痢、腹部不快感、腹痛、悪心・嘔吐　など

幽門側胃切除よりも胃全摘で多く、噴門側胃切除ではダブルトラクト法再建以外はあまりみられません。またビルロートⅠ法よりもビルロートⅡ法、ルーワイ法で多くなります。

治療は食事の摂り方に重点をおいて進められます。糖質を少なめにしてゆっくりと時間をかけて摂取する、一度に摂取する食事量を減らし分割食（1日5〜6食）とする、食事中の水分を減らす、食後は30分程度横になることなどが推奨されています。効果が不十分な場合は薬物療法を行うこともあり、腸管運動を抑制する抗コリン薬のブスコパン®がよく用いられます。

後期ダンピングは、食後2〜3時間以内の、全身倦怠感、脱力感、発汗、めまい、失神などの低血糖症状が特徴です。発症機序は、糖質が小腸に一気に流れることによって、腸管からの吸収が急速に増加し、高血糖の状態となり、これに反応してインスリンの過剰分泌が起こり、その結果反応性の低血糖となります。

こちらも治療の主体は食事療法で、少量頻回食と食後2〜3時間での糖分摂取により、その頻度はかなり低下します。薬物療法は小腸での糖質の吸収を阻害するα-グルコシダーゼ阻害薬（グルコバイ®、ベイスン®）が用いられます。

6. 輸入脚症候群

　まれな合併症ですが、ビルロートⅡ法再建後やルーワイ法再建後に約1％の頻度で起こります。

　輸入脚は十二指腸断端から吻合部までの部分を指し、輸出脚は吻合部以降の肛門側に流れる空腸を指します。

　輸入脚の屈曲・捻転や吻合部狭窄などによって輸入脚に通過障害を起こします。胆汁や膵液がうっ滞して、輸入脚の内圧が上昇し、内圧が通過障害に打ち勝つと、胆汁や膵液が胃に逆流して、上腹部痛や胆汁性の嘔吐をきたします。輸入脚が完全に閉塞した場合は、上腹部痛や無胆汁性の嘔吐をきたし、最悪の場合、輸入脚の穿孔や壊死から腹膜炎をきたし致命的になることもあります。

　治療は基本的に再手術が必要で、ブラウン吻合や屈曲・捻転の解除、再建の変更（ルーワイ法など）などを行います。

▼輸入脚症候群

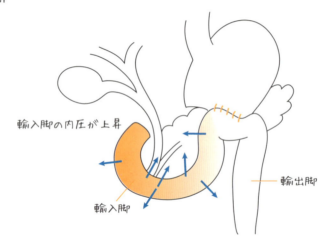

急性輸入脚症候群
輸入脚が完全に閉塞
症状
上腹部痛、無胆汁性嘔吐
術直後～数週間以内が多い
急激に症状が進行することが多い

慢性輸入脚症候群
輸入脚が不完全に閉塞
症状
上腹部痛、胆汁性嘔吐
食事開始後徐々に発症する

文献

1）Global Guidelines for the Prevention of Surgical Site Infection. World Health Organization, Geneva, 2016：1-186.

2 大腸がん

> 腫瘍の場所によってたくさんの術式がありますが、気をつけるポイントは同じです。

1 大腸がんの手術

▼大腸がんの手術の流れ
① 血管処理、リンパ節郭清
② 授動（腸管切除）
③（小開腹）体外にて腸管切除、標本摘出
④ 再建
⑤ ドレーン留置、閉創

1. 結腸切除術

腫瘍の場所によって **回盲部切除、結腸右半切除、横行結腸切除、結腸左半切除** などの術式になります。

▼結腸切除術

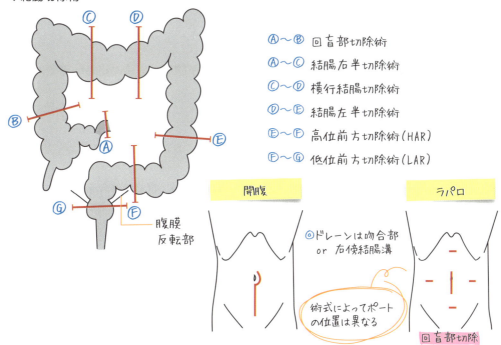

Ⓐ～Ⓑ 回盲部切除術
Ⓐ～Ⓒ 結腸右半切除術
Ⓒ～Ⓓ 横行結腸切除術
Ⓓ～Ⓔ 結腸左半切除術
Ⓔ～Ⓕ 高位前方切除術（HAR）
Ⓕ～Ⓖ 低位前方切除術（LAR）

腹膜反転部

開腹／ラパロ

◎ドレーンは吻合部 or 右傍結腸溝

術式によってポートの位置は異なる

回盲部切除

2. 低位前方切除術（low anterior resection：LAR）

直腸がんに対して行う手術で、おなか側からのみ手術するため「前方」といいます。吻合する場所が腹膜反転部より上だと高位前方切除（HAR）、腹膜反転部より下だと低位前方切除、歯状線あたりで手縫い吻合をする場合は、超低位前方切除（sLAR）となります。

▼低位前方切除術（LAR）

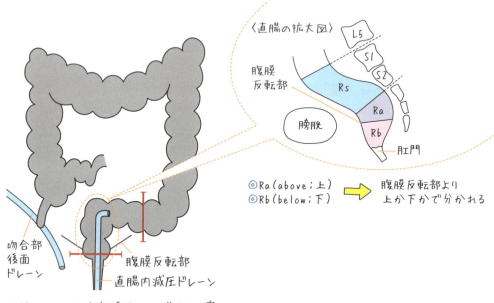

吻合部が肛門に近いほど縫合不全になりやすく、予防的に回腸や横行結腸でストーマをつくることがあります。

予防的なストーマ

カバーリングストーマやダイバーティングストーマといいます。事前に吻合部の口側にストーマをつくっておくことで、縫合不全になった場合でも便が吻合部に流れるのを最小限にできます。縫合不全の予防目的であり、縫合不全を生じても重篤化を防げます。

回腸でつくるか、横行結腸でつくるかは、患者さんの状態、術式、施設によって異なります。

▼カバーリングストーマの目的

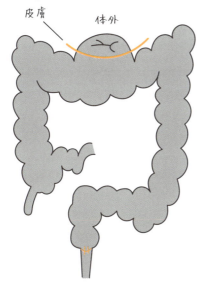

（横行結腸の場合）
◎腫瘍による閉塞や狭窄のため
　術前処置が不十分であったり、
　術後腸炎を生じると、
　かなりの便が出ることがある
◎腸管内圧が上昇すると
　縫合不全のリスク↑

吻合部に便が通らない
≒
吻合部の安静を守ることができる
↓
◎縫合不全が起こったときにも
　絶食にする必要がない＋被害が最小限

3. 内肛門括約筋切除術（intersphincteric resection：ISR）

下部直腸がんに対して行う肛門温存手術です。直腸と内肛門括約筋は切除し、外肛門括約筋は温存します。肛門を意識的に締めるのが外肛門括約筋で、これを残すことで肛門機能はある程度保たれます。それでも術後の頻便や便漏れなど、さまざまな程度で排便機能障害は残りますが、永久ストーマは避けることができます。限りなく低位吻合のため一時的なカバーリングストーマは必須です。

▼内肛門括約筋切除術（ISR）

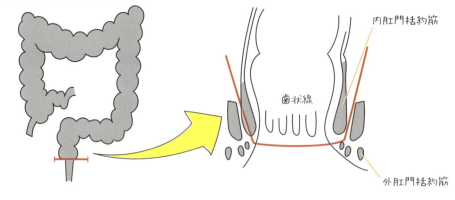

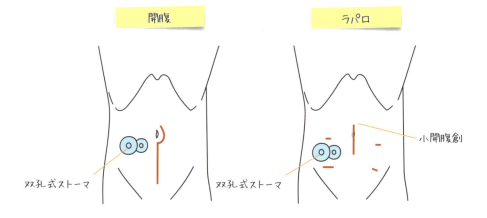

4. 腹会陰式直腸切断術（abdominoperineal resection：APR）

下部直腸がんに対する標準的な手術です。腹部と臀部を切開して、直腸と肛門を切除し、S状結腸で永久ストーマをつくります。

▼腹会陰式直腸切断術（APR）

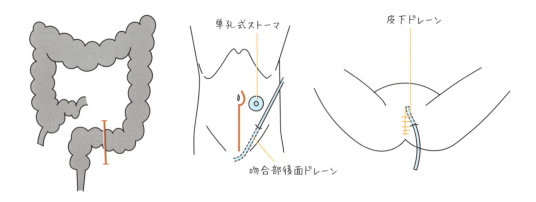

大腸がんの周術期管理

1. 術前

　手術前日に入院します。通過障害がある場合は早めに入院し、絶食や低残渣食、輸液管理となります。外来時や入院後に下部消化管内視鏡で**点墨**を行います。

腹腔鏡で手術することが多く、手術中は腸の中が見えないため、腫瘍の場所が外からでもわかるように印をつけることです。

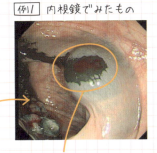
例1 内視鏡でみたもの
腫瘍
点墨；腫瘍より肛門側につけることが多い

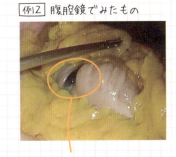
例2 腹腔鏡でみたもの
点墨

● 絶飲食

　全身麻酔による誤嚥性肺炎を予防することが主な目的です。当院では前日の昼食以降は絶食、当日の0時以降は絶飲食としています。

● 下剤

　当院では前日の15時にクエン酸マグネシウム（マグコロール®P）、21時にセンノシドを内服しています。通過障害がある場合には下剤は慎重投与となります。

● 除毛

　体毛が手術の邪魔になる場合のみ、クリッパーによる除毛を行います。除毛によるSSI予防効果は否定されているため、邪魔にならなければ行う必要はありません。カミソリでの剃毛はSSIを増やすことから、SSI予防ガイドラインで「いかなる場合も行わないことを推奨する」[1]としています。

大腸がん患者の周術期管理の全体像(※当院の場合)

大事！

◎ 入院前
- 術前検査
- 下部消化管内視鏡で点墨 ・通過障害があれば絶食や低残渣食、輸液管理

◎ 手術前日
- 除毛、臍処置
- シャワー浴 ・下剤
- 絶飲食(前日昼食後から絶食、当日0時以降絶飲食)

◎ 手術当日
- 浣腸
- 末梢静脈路確保、輸液

◎ 術直後

看護
- 意識、呼吸、循環の観察
- ドレーン、腹部所見の観察
- DVT予防
- 疼痛コントロール

合併症
覚醒遅延、呼吸不全、頻脈、低血圧、術後出血、他臓器損傷(主に尿路)

◎ 回復期
【術後1日目】→ 離床開始・飲水開始・腸管麻痺予防(酸化マグネシウムや大建中湯の内服)
【術後2日目】→ 食事開始

看護
- ドレーン、腹部所見の観察
- 疼痛コントロール
- 離床促進

合併症
肺炎、肺塞栓、イレウス、縫合不全、他臓器損傷(主に尿路)

◎ 安定期
【術後4日目】→ ドレーン抜去
【術後7日目】→ 退院

看護
- ドレーン、腹部所見の観察
- 疼痛コントロール
- 離床促進 ・退院指導

合併症
縫合不全、イレウス、創感染

その❷ 特に多い手術

臍処置

臍を切開する場合には臍処置は必要です。

入浴、シャワー浴

身体を清潔にすることでSSIを予防することが目的です。また、2016年WHOから出されたSSI予防ガイドラインにおいては、クロルヘキシジン清拭が推奨されています[1]。

ストーマサイトマーキング

ストーマをつくる可能性があれば、術前にストーマサイトマーキングを行います。APRの場合はS状結腸で永久ストーマとなり左下腹部につくられます。sLARやISRの一時的なカバーリングストーマの場合は、回腸か横行結腸でつくられます。回腸は右の上か下、横行結腸は上腹部の左右につくられ、術式によってマーキングする場所は異なります。

【手術当日にすること】

浣腸

当院では手術当日の朝にグリセリン浣腸60mLを行っています。下部直腸がんでは浣腸のカテーテルが腫瘍に当たると出血をきたすこともあるため、潤滑ゼリーをたっぷりとつけてやさしく行います。

末梢静脈路確保

胃がん（→ p.80）を参照。

2. 術直後（POD 0）

胃がん（→ p.81）を参照。

> **術直後の主な合併症**
> 覚醒遅延、呼吸不全、頻脈、低血圧、術後出血、他臓器損傷（主に尿路）

3. 回復期（POD 1-3）

【術後1日目】

> **回復期の主な合併症**
> 肺炎、肺塞栓、イレウス、縫合不全、他臓器損傷（主に尿路）

離床開始

必ず痛みをコントロールしてから離床を開始します。第一歩行時はDVTによる

PEに注意します。第一歩行後に循環動態や呼吸状態の悪化を認めた場合は、まずはPEを疑います。

　離床が進みトイレまで歩けるようになれば、尿道カテーテルは抜去します。硬膜外鎮痛中や前立腺肥大症の既往、直腸がん術後では術後尿閉にも注意します。

● 飲水開始

　縫合不全やイレウスの所見がなければ飲水が開始となります。

● 腸管麻痺予防

　ERASでは早期に経口摂取を再開することが非常に重要と考えられており、腸管麻痺＝麻痺性イレウスになってしまうと早期経口摂取ができなくなるため、下剤や腸蠕動促進薬で排便を促します。そのため緩下剤の酸化マグネシウムや、腸管運動促進薬の大建中湯を適宜内服するようにします。

【術後2日目】

● 食事開始

　縫合不全やイレウスの所見がなければ食事が開始となります。以前は大腸がん手術でも4、5日程度の絶食が普通でしたが、ERASの考えが普及してからは食事開始時期が年々早まっており、現在では術後1日目から食事を開始している施設も増えてきています。食事が開始され摂取量が十分であれば、点滴を中止します。

4. 安定期（POD 4-7）

> 安定期の主な合併症
>
> 縫合不全、イレウス、創感染

【術後4日目】

● ドレーン抜去

　縫合不全のリスクが低くなればドレーンが抜去されます。一般的には、食事を開始してもドレーン排液が清明で発熱や炎症反応の上昇を認めないことがドレーン抜去の条件になります。

【術後7日目】

● 退院

　食事が十分摂れる、排便がある、痛みをコントロールできている、血液検査で異常

がないことなどが退院の条件になります。ストーマ造設の場合は、自分でまたは介助によりストーマのケアができることも退院の条件になるでしょう。

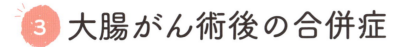 大腸がん術後の合併症

縫合不全、イレウス、創感染が主な合併症です。

1. 縫合不全

発熱、頻脈、腹痛、ドレーンの混濁、強い炎症反応があれば縫合不全を疑います。ドレーン排液が腸液や便汁様であれば縫合不全確定です。時期としては術後3～7日目に明らかになることが多いです。

汎発性腹膜炎（反跳痛や筋性防御などの腹膜刺激症状）や敗血症なら緊急手術が必要です。緊急手術では、縫合不全部に便が流れるのを防ぐため、口側腸管（回腸や横行結腸）にストーマ（人工肛門）をつくりますが、それでも少しは便が流れるため確実にドレナージできる位置にドレーン位置を調整し、汚染された腹腔内を洗浄するという手術を行う場合が多いです。

> なぜ縫合不全の緊急手術はストーマ造設？ つなぎ直さないの？

手術のときは初回の手術が一番よい条件で吻合しています。それでも縫合不全が起こるという場合、患者側に要因があると考えます（高齢で組織が脆弱であったり、糖尿病で末梢血流が悪いなど）。再手術時は確実に初回より条件が悪く、つなぎ直しても再度縫合不全になる確率が高いため、まずは口側にストーマをつくり、ドレナージをしっかりとすることで、時間をかければ自然治癒することも多いのです。

腹膜炎や敗血症でなければ、保存的に経過をみます。保存的治療では、ドレナージ、抗菌薬、絶飲食、TPNを行います。ドレナージが最も重要で、ドレーンからの瘻孔造影でドレーンが縫合不全の近くにあることを確認し、週に1～2回瘻孔造影と入れ替えを繰り返しながら、膿瘍腔が小さくなるのを待ちます。このとき、ドレーンに陰圧をかける施設とかけない施設は半々くらいの割合で、かける施設でも吸引圧が5～50cmH$_2$Oと幅があり、持続吸引、間欠吸引も施設によって半々くらいの割合でした[2]。膿瘍腔がなくなり瘻孔形成すれば、ドレーンを細く浅くしていき、排液がほとんどなくなれば自然閉鎖したと考えドレーンを抜去します。

食事開始のタイミングも施設によって基準が異なり、縫合不全があってもドレナージが良好で腸閉塞がなければ早期から開始する施設もあれば、瘻孔形成した段階で始める施設、縫合不全が完全に治癒してから始める施設などさまざまです。

2. イレウス

腹部膨満、悪心・嘔吐、腹痛、排便・排ガスの停止が一般的な症状です。術後に多いのは腸管麻痺による麻痺性イレウスです。しかし単なる術後反応の腸管麻痺ではなく、縫合不全や腹腔内膿瘍が原因の腸管麻痺もあるので、他の腹部所見にも注意を払いましょう。また術後早期に癒着性イレウスや絞扼性イレウスになることもあります。特に絞扼性イレウスは、腸管の壊死、穿孔から腹膜炎をきたし、生命にかかわるため、腹膜刺激症状の有無は必ず観察しましょう。

イレウスが疑われた場合、腹部X線検査で多量の腸管ガス像やニボー像があればイレウス確定です。また造影CTで血流障害の有無をみて絞扼性かどうかを判断したり、腸管が拡張しているところと虚脱しているところの境目があれば癒着などの閉塞と判断できます。さらにCTでは縫合不全や腹腔内膿瘍などの合併症の有無も確認できます。

治療は症状が軽度であれば、絶飲食、点滴、腸管運動促進薬（パンテチン点滴や大建中湯(だいけんちゅうとう)内服）などで様子をみます。

▼イレウスの腹部X線（ニボー像）

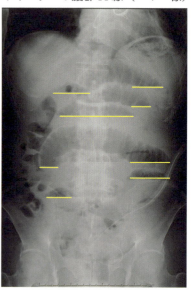

ニボー像とはガスと液体の境界線

> **パンテチン（パントシン®）**
> ビタミンB の1つで、副交感神経を刺激して腸蠕動を促進します。

漢方薬が苦手で飲めない場合はどうする？

漢方薬は、配合されている生薬によって味が異なります。例えば大建中湯は人参、生姜、山椒、水飴が配合され、そのままでもけっこうおいしいです。

量が多いのが苦手ならお湯に溶かしたり、味が苦手ならオブラートに包んだり、味噌汁などに混ぜることで飲みやすくなったりします。漢方薬は添付文書には「食前または食間に服用」と書かれています。これは胃腸が空っぽなほうが吸収しやすく効果が高いからです。しかし飲めなければ意味がないので、食事に混ぜてもよいかなど、医師に確認してみましょう。

悪心・嘔吐、腹部膨満などの症状が強い場合は、減圧チューブを挿入します。減圧チューブには、経鼻胃管とイレウス管があり、経鼻胃管でも改善がみられない場合や小腸の拡張が著明な場合にはイレウス管が用いられます。嘔吐や減圧チューブからの

排液が多い場合は、脱水や電解質異常に注意し、尿量、血液検査で腎機能、電解質をチェックし、適宜補液していきます。

　術後の麻痺性イレウスであれば2～3日で改善することが多く、症状が治まり腹部X線検査で多量の腸管ガスやニボー像が消失していれば、そのまま減圧チューブは抜去します。症状が長期化する場合はイレウス管造影を行い、閉塞の有無を確認します。

> **イレウスで抗菌薬を投与することがあるのはなぜ？**
>
> 腸管内で異常増殖した腸内細菌が腸管内圧上昇により血流などに移動する、いわゆるバクテリアルトランスロケーションを予防するためです。

> **イレウス管は吸引すべき？**
>
> 自然排液でドレナージがうまく効いていない場合は吸引することがあります。間欠吸引、持続吸引どちらでも可能ですが、吸引圧は－10～－25cmH2Oとイレウス管の添付文書に記載されています。あまり高い吸引圧だと腸粘膜が吸引され、壊死や腸重積を起こす危険性があるためです。

3. 創部感染

　消化器外科領域では頻度が高く、約1割に起こります。<mark>創部の発赤、腫脹、熱感、疼痛</mark>が主な症状で、術後2～3日以降に起こることが多いです。

　<mark>治療は、創部の開放による膿のドレナージが最も重要</mark>です。また細菌の温床となる壊死組織はできるだけ取り除き（デブリードマン）、細菌数を減らすために毎日創部の洗浄を行います。軽度の創感染であればほとんどの場合これで治癒します。大きな創の場合は、膿が出なくなり、創底がきれいな肉芽（牛肉の色）になれば、縫合閉鎖したほうが早く治ります。

　腹会陰式直腸切断術（APR）術後の会陰創の感染（骨盤死腔炎）は特に頻度が高く（13～59％）、治療にも難渋することが多いため、<mark>APR術後に最も注意すべき合併症</mark>です。

文献

1）Global Guidelines for the Prevention of Surgical Site Infection. World Health Organization, Geneva, 2016：1-186.
2）斉田芳久, 高橋慶一, 長谷川博俊, 他：本邦における直腸癌術後の縫合不全に関する全国アンケート調査（第35回大腸疾患外科療法研究会アンケート調査結果）. 日本大腸肛門病会誌 2012；65（7）：355-362.

3 食道がん

> 消化器外科で最も大きな手術の1つです。重症化することも多く、看護師の観察力や管理がとても重要です。

その❷ 特に多い手術

① 食道がんの手術方法

　食道がんには頸部食道がん、胸部食道がん、腹部食道がんがあります。日本人の食道がんの多くは胸部食道がんであり、ここでは胸部食道がんの手術について説明します。

> ※食道がんの手術は、施設によって手術の方法、ドレーンの入れ方、周術期管理の方法などがだいぶ違うようなので、1つの参考としてください。

1. 手術の内容と胃管再建

　右開胸、開腹して胸腹部の食道を切除し、頸部、腹部、胸部の3領域のリンパ節郭清を行います。右側から開胸するのは、左開胸では心臓や大動脈弓が邪魔になるためです。最近では**胸腔鏡下手術**（video assisted thoracoscopic surgery：**VATS**）や**用手補助腹腔鏡下手術**（hand-assisted laparoscopic suregery：**HALS**）を行う施設も多いです。

▼食道がんの手術の流れ（一期再建の場合）

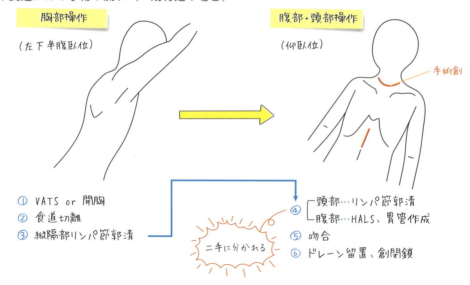

胸部操作（左下半腹臥位）
① VATS or 開胸
② 食道切離
③ 縦隔部リンパ節郭清

二手に分かれる

腹部・頸部操作（仰臥位）
手術創
④ ┌頸部…リンパ節郭清
　└腹部…HALS、胃管作成
⑤ 吻合
⑥ ドレーン留置、創閉鎖

▼手術創の違い

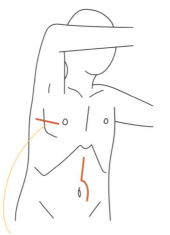

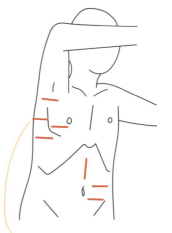

再建臓器として胃を持ち上げて頸部食道と吻合する 胃管再建が一般的 です。また頸部で吻合するために胃管を細長くして細径胃管とします。胃切除後や胃がんを合併している場合は小腸や結腸を用いますが、その場合胃管再建に比べて複雑で時に顕微鏡下に血管吻合をすることがあります。そのため縫合不全の頻度が高くなりますので、手術を2回に分けることもあります。

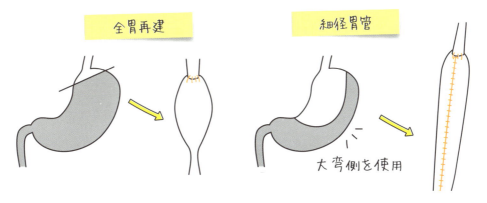

再建経路には胸壁前、胸骨後、後縦隔 の3つがあります。もともとの食道は後縦隔にあり、後縦隔経路が最も生理的で距離が短く縫合不全の発生率も低いのですが、いざ縫合不全が発症したときには、縦隔内や胸腔内に消化液が流れ込み縦隔炎を発症し、非常に危険な状態になります。そのため胸骨後経路を第1選択とする施設も多いです。胸骨後経路は後縦隔経路に比べると縫合不全の発生率はやや高いですが、縫合不全が

起こったときに、頸部を切開しドレナージすることでほとんどが保存的に治癒し、致命的になりにくいといわれています。

小腸再建や結腸再建の場合は血流障害を起こしやすいため、腸管が壊死しても早く対応可能なように、胸壁前経路とすることが多いです。

▼再建経路

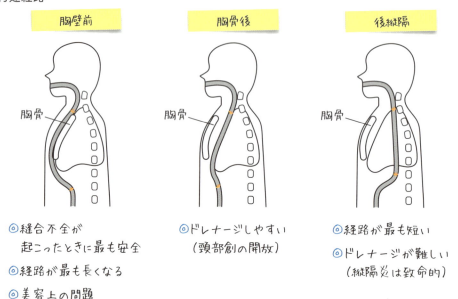

- 縫合不全が起こったときに最も安全
- 経路が最も長くなる
- 美容上の問題

- ドレナージしやすい（頸部創の開放）

- 経路が最も短い
- ドレナージが難しい（縦隔炎は致命的）

2. ドレーンの目的

❶右胸腔ドレーン

胸部食道がん手術では右側から開胸し、胸腔内を通って右胸壁を開放し縦隔内の操作を行います。縦隔内のリンパ節郭清などによって出血や滲出液が右胸腔内に貯留します。また肺を傷つけることもあり、漏れた空気が右胸腔内に貯留します。これらの排液や空気をドレナージすることが目的です。

縫合不全が起こった場合に、胸腔内に消化液が流れ込むことがあります。==排液の混濁があれば縫合不全==を疑います。

1〜2L/日の大量の排液が胸腔ドレーンから排出されることがあります。これは**乳び胸**といって人体最大のリンパ管である胸管を傷つけている可能性が高いです。脂肪を含む栄養剤や牛乳、脂肪乳剤などを腸瘻から投与すると排液が白く濁るため、確認しやすいです。　Memo　経静脈的な脂肪乳剤の投与では白濁しない

胸腔内に空気がたまることを気胸と呼びますが、胸腔ドレーンのエアリークが続くときは気胸を疑います。肺が傷つくと起こしますが、頸部や胸の傷から胸腔内へ空気が引き込まれて起きることもあります。皮下気腫が広がっているときは気胸の悪化が

疑われます。

❷左胸腔ドレーン

縦隔内のリンパ節郭清時に、左胸膜に穴が開いて左胸腔と交通することがあります。その場合は左胸腔内にも滲出液が貯留することがあるため、左胸腔ドレーンも留置します。

❸頸部ドレーン

頸部ドレーンの目的は、頸部のリンパ節郭清後の死腔（ぽっかり穴が開いたところ）に出血や滲出液が貯留しやすいため、そこの滲出液をドレナージすることが目的になります。そのため死腔ができる頸部の両側にドレーンを留置します。吸引をかけて組織どうしを密着させ、できるだけ死腔を減らすようにJ-VAC®など吸引のかかるドレーンを用います。多量の滲出液を認めた場合、頸部のリンパ漏の可能性が高いです。リンパ漏＝乳びなので、脂肪分を空腸瘻から投与すると排液が白濁するのでわかりやすいです。

なお、頸部吻合の手術でも吻合部の近くにドレーンを留置しているとは限らないため、==縫合不全の情報ドレーンとしては役には立つとは限りません。==

❹経鼻胃管

抜管後に胃管が空気で拡張することがあり、吻合部の減圧のため留置します。

❺腹腔ドレーン

ルーチンでの留置は行いません。術中に脾臓などから出血を認めた症例では、情報ドレーンとしてのドレーンを留置することがあります。

▼食道がん手術後の主なドレーン

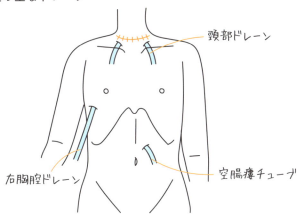

食道がんの周術期管理

1. 術前

当院では手術2日前に入院します。術前管理のポイントは「栄養管理」と「肺炎予防対策」です。

● 栄養管理

食道がんは腫瘍が大きくなると、通過障害が生じて経口摂取が困難となるため、術前に栄養状態が悪化していることが多いです。また、進行がんでは術前に抗がん剤治療をすることが多く、副作用により食欲が低下し低栄養となることもあります。低栄養のまま手術をすると術後合併症や死亡率が増加することが明らかになっています。食道がん手術は、ただでさえ合併症発生率、死亡率が約3～5％と高いため、術前に栄養状態を改善させておくことは非常に重要です。特に高度の栄養障害がある場合は、術前2週間の栄養療法を行うことが推奨されています[1]。

通過障害がなければ普通食でかまいませんが、通過障害がある場合は、その程度によって粥食や流動食など食種を検討します。食事だけでは必要エネルギー量に満たない場合は、経腸栄養剤の経口摂取を検討します。経口摂取だけで必要エネルギー量に満たない場合は、静脈栄養（PPN、TPN）を併用します。通過障害が高度なときは経鼻チューブを挿入して経腸栄養を行うこともあります。

● 肺炎予防対策

食道がん術後の呼吸器合併症は20～40％と頻度が高く、そのなかでも肺炎は頻度も致死率も高いため、食道がん手術において肺炎を予防することは非常に重要です。そして呼吸訓練、口腔ケア、禁煙を組み合わせて行うことで、肺炎の発生率を低下させることができます。

呼吸訓練には、インセンティブスパイロメトリーや腹式呼吸、ハフィング（勢いよく痰を出す方法）の練習などがあります。

口腔ケアは歯科医による虫歯の治療と、歯科衛生士による口腔内清掃、歯ブラシによる歯磨きと舌磨きを行います。術前の専門家による口腔ケアが重要で、2012年から「周術期口腔機能管理料」が診療報酬として算定できるようになりました。

喫煙は食道がん発生の大きな危険因子であり、罹患者の多くが喫煙者か元喫煙者です。手術を行うのに禁煙は大前提であり、その期間は8週間以上が推奨されています。

食道がん患者の周術期管理の全体像(※当院の場合)

◉ 入院前
- 栄養管理、通過障害があればTPNや経鼻チューブからEN
- 肺炎予防対策；呼吸訓練、口腔ケア、禁煙

◉ 手術前日
- 除毛、臍処置
- シャワー浴
- 絶飲食(前日夕食後から絶食、当日0時以降は絶飲食)

◉ 手術当日
- 浣腸

◉ 術直後～術後早期
- 呼吸管理(術後1日目抜管)
- 循環管理
- 早期経腸栄養 (術後1日目から開始)
- 創部の観察
- 早期離床 (抜管後から開始)
- 疼痛コントロール

合併症
呼吸不全、頻脈、低血圧、肺炎、反回神経麻痺、乳び胸

◉ 回復期
- 呼吸管理
- 栄養管理
- ドレーン管理
- 離床促進
- 経口摂取開始、嚥下リハビリテーション

合併症
肺炎、縫合不全、反回神経麻痺、乳び胸

◉ 安定期
- 在宅経腸栄養管理
- 退院

合併症
縫合不全、誤嚥性肺炎、吻合部狭窄、ダンピング症候群、反回神経麻痺

2. 術直後〜術後早期（POD 0〜3）

食道がんの手術は消化器外科領域で最も大きな手術の1つであり、術直後は呼吸・循環動態の変動が大きくなります。そのた

> **術直後〜術後早期の主な合併症**
> 呼吸不全、頻脈、低血圧、肺炎、反回神経麻痺、乳び胸

め術後はICUに入室し、状態が安定してから一般病棟に転棟するという施設が多いと思います。

● 呼吸管理

手術当日あるいは翌日の呼吸状態をみて抜管します。抜管後は去痰目的もあり加湿ができるネブライザー付き酸素吸入（インスピロンなど）を行います。喀出できない痰が多ければ、輪状甲状膜穿刺キット（商品例：ミニトラック）を使用することもあります。

血中酸素濃度が上がらず、人工呼吸管理が必要になれば再挿管となります。他に、両側反回神経麻痺や重症肺炎になった場合も、再挿管することがあり、挿管された状態が長期間に及ぶ場合は気管切開することになります。

> **なぜ食道がん手術後は痰がたくさん出るの？**
>
> 気管や反回神経周囲のリンパ節郭清を行うため、咳嗽反射の低下、反回神経麻痺、気道粘膜の炎症が起こり、大量の痰が出るのに、それを排除できない状態に陥ります。そのため痰の喀出が非常に重要になります。

● 循環管理

食道がん手術のように身体に大きな侵襲が加わると、全身性の激しい炎症反応が起こります（**全身性炎症反応症候群**；systematic inflammatory response syndrome：SIRS）。過剰な炎症反応が起こると血管透過性が亢進し、血管内の水分が血管外（いわゆるサードスペース→ p.18）に移動し、循環血液量が減少し重要臓器（心臓、肺、腎臓など）の血流障害から多臓器不全に陥ります。循環血液量が不足しないように術直後〜術後1日目は十分な輸液を投与する必要があります。

しかし一般的に術後2〜3日目にはサードスペースの水分が血管内に戻るリフィリング（利尿期）が起こり、今度は逆に循環血液量が過剰になり肺水腫や心不全となることがあるため、輸液量は減量します。よって術後に尿量が低下しても輸液を増量すべき場合と、増量してはいけない場合があります。

過剰な炎症反応を抑制するために、術直前、術後にステロイドを投与している施設もあります。

早期経腸栄養

食道がん手術に限らず、重症患者への早期経腸栄養は今や常識になっています。これは早期経腸栄養が感染性合併症や死亡率を低下させるという多くのエビデンスがあるためです。

> なぜ経腸栄養が感染性合併症や死亡率を低下させるの？

腸管は人体最大の免疫臓器です。腸管は使用しないと弱り、免疫能が低下します。そして腸管以外の感染症が増えることがわかっています。経腸栄養を行うことで腸管が弱るのを防ぎ、免疫能も維持され感染症が減ると考えられています。

食道がん手術の場合は、術後の栄養投与を目的として術中に空腸瘻をつくり、そこから経腸栄養を行います。経腸栄養の開始時期は術後 24 〜 48 時間とされています。20mL/ 時程度の速度で開始し、1〜2日ごとに 10 〜 20mL/ 時ずつ増量する方法が一般的です。

はじめは経腸栄養だけでは必要エネルギー量が充足できないので、それまでは静脈栄養（TPN や PPN）を併用します。

創部の観察

食道がんの術後は多くの場所に創部があるので、見逃しのないよう注意が必要です。特に頸部の創の発赤は縫合不全を疑う重要な所見なので、これを認めた場合は早急な対応が必要になります。

早期離床

肺炎などの合併症を予防するため、理学療法士と連携して術後1日目からの早期離床が推奨されています。ただ、この段階はドレーン類が多く、モニターや輸液ポンプなどの機械類もたくさん身体に付いている状況であり、医師や理学療法士など複数人で進めるのが安全でしょう。

疼痛コントロール

痛みが強いと深呼吸や痰の喀出がしにくくなり早期離床の妨げにもなるため、積極的に疼痛コントロールを行います。NSAIDs は胃管の血流障害を起こす可能性があるとして禁忌としている施設も多いようです。そのような場合は、アセトアミノフェン（アセリオ®）、

ペンタゾシン（ペンタジン®）、ブプレノルフィン（レペタン®）などを使用します。

開胸創は特に痛みが強いことが多く、オピオイド（フェンタニル、モルヒネなど）を併用することもあります。

> **回復期の主な合併症**
>
> 肺炎、縫合不全、
> 反回神経麻痺、乳び胸

3. 回復期（POD 4 ～ 10）

比較的全身状態が安定するこの時期に、一般病棟に転棟することが多いでしょう。

● 呼吸管理

SpO₂ 95％以上が保てるようなら酸素吸入は終了します。積極的に疼痛コントロールを行い、深呼吸や痰の喀出、離床を促進させることが肺炎予防として最も重要です。

● 栄養管理

経腸栄養を徐々に増量していきます。下痢や腹部症状がなければ1～2日ごとに10～20mL/時ずつ増量していきます。増量の方法の例を表に示します。100mL/時を超えれば経腸栄養ポンプは外しています。

経腸栄養のみで必要エネルギー量が充足すれば、TPNは終了します。

▼持続投与プロトコールの例

ステップ	経腸栄養剤 （mL/日）	白湯 （mL/日）	投与速度 （mL/時）	エネルギー量 （kcal/日）
0	300	0	25	300
1	300	0	50	300
2	600	100	50	600
3	900	200	75	900
4	1200	250	100	1200
5	1500	300	100	1500
6	1800	300	100	1800
7	2100	400	125	2100
8	2400	500	125	2400

ステップ1から開始し、各ステップを1～3日施行します。

● ドレーン管理

ドレーンの種類	注意点	抜去基準（一例）
胸腔ドレーン	混濁→縫合不全 多量、白濁→乳び胸	経口摂取を開始しても混濁を認めず、排液量が 150mL/ 日以下
頸部ドレーン	多量、白濁→リンパ漏	排液量 50mL/ 日以下
経鼻胃管	多量→イレウス	排液が多量でなければ術後 2 〜 3 日
腹腔ドレーン	血性→術後出血	排液が清明であれば術後 2 〜 3 日

● 離床促進

　理学療法士と連携し、積極的に離床を進めていきます。輸液ポンプ、経腸栄養ポンプ、尿道カテーテル、心電図・SpO₂ モニターなどが身体に付いているかもしれませんが、外せるものはできるだけ外し、離床しやすい環境をつくることが重要です。

● 経口摂取開始、嚥下リハビリテーション

　食道がん手術では反回神経まわりに操作が及ぶため、反回神経の障害に伴う嚥下障害が最も重要な合併症の 1 つといわれています。そのため、経口摂取の開始にはより慎重な対応が必要となります。

　術後 7 日目ごろから経口摂取を開始します。経口摂取前に経口造影で縫合不全と嚥下障害の有無を評価することもあります。しかし経口造影では縫合不全の所見がなくても実際に縫合不全を起こしていることがあり、ルーチンで経口造影するほどの有益性はないともいわれています。

　食道がん術後には嚥下障害で誤嚥性肺炎となることも多く、経口摂取は嚥下のしやすいゼリーなどから開始し、嚥下食、普通食と段階的に移行していきます。嚥下障害がある場合は、言語聴覚士による嚥下訓練を行います。

4. 安定期（POD 11 〜 21）

> **安定期の主な合併症**
> 縫合不全、誤嚥性肺炎、吻合部狭窄、ダンピング症候群、反回神経麻痺

● 在宅経腸栄養（home enteral nutrition：HEN）管理

　経口摂取だけで必要エネルギー量を十分に満たせる場合はよいのですが、食道がんの術後では胃の貯留能がなくなることや、嚥下障害などで十分に食事が摂れない患者さんも少なくありません。その場合は空腸瘻を使った在宅経腸栄養（HEN）を行います。HEN を行う場合は、HEN のセルフケア指導が必要です。

● 退院

　術後2～3週間での退院をめざします。退院基準は、術前と同程度のADLに回復することや、経口摂取あるいは経腸栄養で必要エネルギー量が満たせることになります。HENを行う場合は、HENのセルフケアができることも条件になるでしょう。

その❷
特に多い手術

在宅経腸栄養の物品はどうするの？

　在宅経腸栄養で使用する物品（ボトルやチューブ、カテーテルチップ）は、患者の自己負担ではなく病院から支給するものとされています。

　成分栄養剤（エレンタール®）と消化態栄養剤（ツインライン®など）を使用している場合は、在宅成分栄養経管栄養法指導管理料として、月2500点（25,000円）に加えて、経腸栄養ポンプを使用する場合は注入ポンプ加算として月1250点（12,500円）、ボトルやチューブ、カテーテルチップなどの消耗品は栄養管セット加算として月2000点（20,000円）を算定することができます。しかしそれ以外の栄養剤を使用している場合（ラコール®、エンシュア®など）は、在宅寝たきり患者処置指導管理料として月1050点（10,500円）しか算定できず、ポンプや消耗品もこの中に含まれます。つまりエレンタール®やツインライン®を使用している場合は、20,000円分の物品は渡すことができますが、それ以外の場合は10,500円分以上渡すと病院の持ち出しになってしまうということです。このため在宅ではエレンタール®やツインライン®に変更するという病院も多いでしょう。

　ボトルやチューブ、カテーテルチップをどの程度の期間で交換するかは決まってはいません。病院でどのくらいの数が渡せるかによって、使用期間を決めるとよいでしょう。めやすとしては栄養ボトル1個600円、チューブ1本100円、カテーテルチップ1本120円です。

　※上記情報は2018年3月現在

文献
1）日本静脈経腸栄養学会編：静脈経腸栄養ガイドライン 第3版. 照林社, 東京, 2013.

❸ 食道がん術後の合併症

1. 肺炎

食道がん術後の肺炎は約 10～20％ と頻度が高く、そのうち 25％ が重症化するという報告[1]もあります。

▼食道がん術後に肺炎が多い理由

①手術の際、右肺が邪魔になるため右肺を虚脱させて、左肺片肺換気で手術するため、右肺に無気肺をつくりやすい
②手術体位が左側臥位なので術中に痰が左肺に流れ込みやすく、左肺にも無気肺をつくりやすい
③気管や反回神経周囲のリンパ節郭清を行うため、咳嗽反射の低下、反回神経麻痺、気道粘膜の炎症が起こり、大量の痰が出るのにそれを排除できない
④開胸、開腹手術のため、痛みが強く、深呼吸や痰の喀出がしにくい
⑤侵襲の大きな手術のため早期離床が進みにくく、臥床気味になり、背側に無気肺をつくりやすい
など

発熱、咳嗽、喘鳴、膿性痰などがみられる場合は肺炎を疑い、血液検査で炎症反応の上昇、胸部 X 線検査、または胸部 CT などで診断します。また血培、痰培で原因菌の特定、抗菌薬の感受性を調べます。治療は抗菌薬治療になります。

反回神経麻痺があるときは、誤嚥性肺炎のリスクが高いため、経口摂取開始後、特に注意が必要です。

看護師の役割は、==疼痛コントロールをしっかりと行い、深呼吸、痰の喀出、早期離床を積極的に進める==ことが重要です。また食道がん術後の肺炎は重症化することも多いため、==重症化のサインを見逃さないこと==が求められます。

2. 縫合不全

食道がん術後の縫合不全は約 10～20％ と、こちらも頻度が高いです。再建臓器、再建経路によっても縫合不全の発症率は異なり、再建臓器は胃＜結腸・小腸となり、再建経路は後縦隔＜胸骨後＜胸壁前となります。また術前に放射線療法が行われていることでも頻度が高くなります。

▼食道がん術後に縫合不全が多い理由

①食道には漿膜がないため、粘膜が薄く強度がない
②リンパ節郭清のために胃に血流を供給する血管を一部切る必要があり、特に頸部食道と吻合する胃管の最も口側の血流は悪い
③胃管に十分な長さがないと吻合部に緊張がかかる。縫合不全時の重篤化を避けるため頸部で吻合しようとすると、さらに緊張がかかる
など

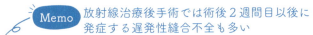
Memo　放射線治療後手術では術後2週間目以後に発症する遅発性縫合不全も多い

縫合不全は**術後7日目ごろに発症することが多く**、突然の発熱や頸部の発赤、腫脹、ドレーンの混濁が主な症状になります。縫合不全が疑われれば、CTで吻合部周囲の空気や液貯留の有無を確認し診断します。

縫合不全と診断したら、頸部吻合であれば頸部を切開してドレナージし、経口摂取の禁止、空腸瘻からの経腸栄養でほとんどは保存的に治癒します。

3. 反回神経麻痺

食道がんは反回神経周囲のリンパ節に転移を起こしやすく、場合によっては反回神経に浸潤していることもあります。そのため反回神経周囲のリンパ節郭清は必須で、その際に神経を傷つけることがあります。反回神経は左右に1本ずつありますが、左側はリンパ節と密着していることもあり、特に傷つけやすくなります。また直接浸潤している場合には、意図的に神経を切断することもあります。

反回神経麻痺の発症頻度は20〜30％程度です。片側麻痺と両側麻痺がありますが、**ほとんどが左片側麻痺**で、左80％、右15％、両5％程度という報告[2]があります。**片側麻痺では嗄声と嚥下障害**が起こります。**両側麻痺になると声帯で気道を塞いでしまうため、気管切開が必要**になります。多くは一過性の麻痺なので、2〜3か月で自然に改善することが多いですが、改善しない人も2割程度います。

嗄声がみられる症例では、特に嚥下リハビリテーションは慎重に行い、発熱など異常を認めたときには誤嚥性肺炎を疑う必要があります。

4. 乳び胸

食道がん術後の乳び胸の発症頻度は1〜2％とまれな合併症ですが、起こった場合には死亡することも少なくない重大な合併症です。主な原因は手術操作による胸管の損傷です。

胸管は人体最大のリンパ管なので、損傷すると1日1〜2L以上の多量のリンパ液が漏れ出すことがあり、**胸腔ドレーンの排液が多いときには乳び胸を疑います。**また脂肪を含む栄養剤（ラコール®、エンシュア®などほとんどの栄養剤は脂肪を含む）や牛乳などを腸瘻から投与すると排液が白く濁るため、わかりやすいです。

多量のリンパ液が喪失することによって、循環血液量の減少が起こります。またリンパ液の成分はタンパク質やリンパ球なので、低栄養や免疫能の低下も起こります。

治療は保存的治療と外科的治療があります。保存的治療には脂肪制限食、経腸栄養では脂肪がほとんど含まれない栄養剤のエレンタール®を用います。それでも胸水が減らない場合は、絶食してTPNで栄養管理を行います。脂肪乳剤の静脈投与は問題

ないため、必須脂肪酸欠乏症の予防のためにも必ず投与します。

難治性の場合は、オクトレオチド（サンドスタチン®）を投与します。サンドスタチン®は消化液の分泌を抑制する目的でよく使われますが、乳び胸においては胸管平滑筋の収縮作用と消化液の分泌抑制によって消化・吸収を抑制することで、胸管へ入るリンパ液を減少させる効果があるとされています。他にも胸腔内に炎症を起こす薬剤を注入して、癒着によって穴を塞ぐ胸膜癒着術や、リピオドール®によって穴を塞ぐリピオドールリンパ管造影などの治療方法もあります。

保存的治療が無効、あるいは呼吸循環不全などの重症例では外科的治療が必要です。開胸や胸腔鏡による胸管結紮術が一般的です。しかし確実に穴の開いた部分を同定して結紮することが困難なことも多く、また再手術後の早期死亡率がかなり高いことも問題となっています。

5. 吻合部狭窄

食道がんの手術では、再建臓器（胃、小腸、結腸）のもともとあった場所から非常に遠い場所（頸部、上縦隔）で吻合する（つなぐ）ため、血流や張力などの条件が悪くなりがちです。それにより期待したほどの吻合径が得られず、食物の通りが悪い状態になりやすいです。

また、吻合部に感染や縫合不全を起こした場合、それらが治療した後に強い狭窄をきたすことがあり、ひどいときには完全に閉塞してしまいます。

狭窄が高度な場合、内視鏡を用いてバルーン拡張術を行います。多くの場合、いったんは広がりますが、すぐに再狭窄をきたし、何度も繰り返しバルーン拡張が必要になります。

難治性の狭窄に対してはステロイド局注や筋層切開を行うこともあります。

軽度の狭窄の場合は、そのまま経過観察することもありますが、食物の引っかかりを契機とした誤嚥に注意する必要があります。適切な食事指導が重要になります。

文献
1) 大田洋二郎：食道がんの外科治療における口腔ケア・栄養管理・リハビリの役割に関する研究. 平成24年度国立がん研究センター研究報告書.
2) 鶴丸昌彦, 梶山美明, 岩沼佳見, 他：Open surgery の面から─胸部食道癌手術における反回神経に関する諸問題. 臨床解剖研究会記録 2005；No. 5：6-9.

4 その他の手術

その❷ 特に多い手術

1. 急性虫垂炎の手術

❶急性虫垂炎とは？ Memo 通称：アッペ

急性虫垂炎には穿孔、膿瘍を伴わない**単純性虫垂炎**と、穿孔、膿瘍を伴う**複雑性虫垂炎**があり、手術内容や術後経過が違います。単純性虫垂炎では、虫垂切除術が標準治療ですが、まずは抗菌薬で様子をみるという方法も行われます。複雑性虫垂炎では緊急手術になるか、いったん抗菌薬投与で炎症を落ち着かせてから手術するインターバルアッペンデクトミーを施行することになります。

❷どんな手術？

単純性虫垂炎の手術は交叉切開法あるいは腹腔鏡による虫垂切除術で、基本的にはドレーンは留置しません。複雑性虫垂炎は腹腔鏡あるいは開腹による虫垂切除術と腹腔内の洗浄、必要時ドレーンを留置します。

▼虫垂炎の手術

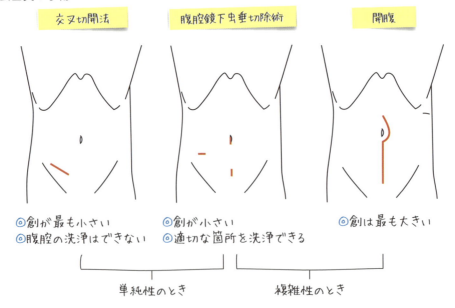

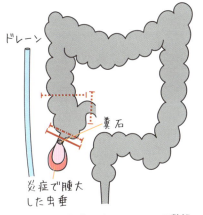
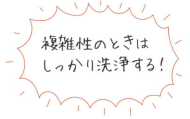

❸主な合併症

術後出血、創感染、腹腔内膿瘍、イレウスがあります。複雑性虫垂炎では特に合併症が起こりやすく、イレウス、遺残膿瘍、創感染に注意が必要です。

2. 鼠径ヘルニアの手術

❶鼠径ヘルニアとは？

　鼠径部の筋肉はもともと薄くできていて、高齢になって筋肉がさらに弱ったり、喘息や便秘などで腹圧がかかると、腹膜や腹腔内の臓器（主に小腸）が鼠径部の弱くなった部分から飛び出る病気です。飛び出す場所が内鼠径輪からなのが**外鼠径ヘルニア**、鼠径三角からなのが**内鼠径ヘルニア**、大腿からなのが**大腿ヘルニア**です。
　座位や立位で飛び出し、臥位で元に戻るのが普通ですが、元に戻らないことを嵌頓(かんとん)といいます。嵌頓すると腸管の血流障害が起こる可能性があり、徒手的に整復できない（医師が手で元に戻せない）場合は緊急手術となります。

▼鼠径ヘルニアの分類

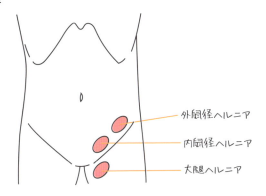

❷どんな手術？

鼠径ヘルニアの手術は、<mark>鼠径部を切開する方法と腹腔鏡</mark>があります。鼠径部切開は局所麻酔や腰椎麻酔、全身麻酔、腹腔鏡は全身麻酔で行います。手術方法は、ヘルニア内容を腹腔内に戻して周囲組織の処理を行い、メッシュで補強するという方法が一般的です。

❸たくさんある術式の違い

鼠径ヘルニアの手術にはたくさんの方法がありますが、これは使われるメッシュの違いによります。術式はヘルニアの状態（ヘルニア門の大きさなど）によって変えることもあるようですが、医師の得意な術式で決めることが多いようです。

鼠径部切開の代表は円錐形のメッシュを使う**メッシュプラグ法**、楕円形で大きくヘルニア門を覆うことのできる**クーゲル法**、2枚のメッシュで穴を上下から補強する**PHS法**です。腹腔鏡手術では腹腔内から腹膜を切開してヘルニアを修復する**TAPP法**と腹膜外からアプローチする**TEP法**があり、どちらも腹腔鏡用の大きめのメッシュでヘルニア門を覆います。

▼鼠径ヘルニアの手術

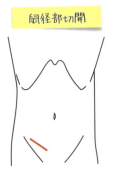
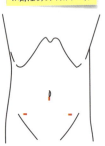
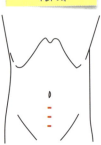

◎腹膜と腹壁の間にメッシュを挿入する

（右鼠径ヘルニアの場合）

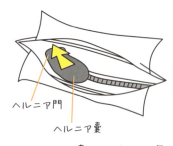
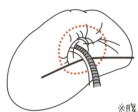

※腹腔鏡から見たイメージ

◎ヘルニア嚢を腹腔内に還納し、ヘルニア門にメッシュを挿入する

◎腹膜を切開し（……点線）、メッシュを挿入する（―実線）

>その❷ 特に多い手術

▼メッシュの例（イメージ）

メッシュプラグ
メッシュプラグ法で使う

メッシュシート
クーゲル法で使う

Bi-layer mesh
PHS法で使う

※他にも種類がたくさんあります

❹主な合併症

　まれに術後出血や術中の腸管損傷、膀胱損傷があるため、術翌日までは創部や腹部所見、血尿などに注意が必要です。よく起こる合併症としては、皮下出血斑や漿液腫（創皮下に水がたまる）がありますが、どちらも数日で自然に消失することが多いため経過観察します。

　入院中に起こることはほとんどありませんが、退院後に創感染を発症することがあるため、退院指導として創部に発赤や腫脹、痛みが出てきたときは受診するように説明する必要があります。

3.痔核・痔瘻の手術

❶痔核とは？　Memo 通称：ヘモ

　肛門にできたイボ状の腫れを痔核といい、便秘による排便時のいきみによって肛門部に負荷がかかることで起こることが多いようです。歯状線より口側にできたものを内痔核、肛門側にできたものを外痔核といいます。

❷痔核の手術

　痔核の手術は、結紮切除術（ミリガン‐モルガン法ともいう）が一般的で、痔核の根元で結紮、切除します。また半閉鎖といって完全に縫合閉鎖せず、一部をドレナージ創とします。この方法は内痔核でも外痔核でも行うことができます。

　最近の方法として、内痔核に対してALTA（アルタ）療法（ジオン注射）を行う施設が増えてきています。硫酸アルミニウムカリウムとタンニン酸が主成分の薬物を痔核とその周囲の4か所に注入して痔核を縮小、線維化させる方法です。

▼痔核の手術

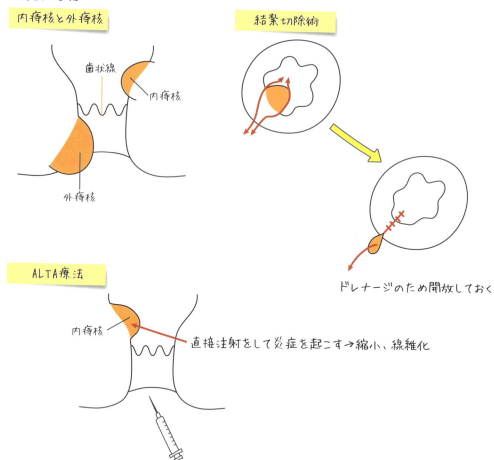

❸痔核の術後合併症、術後管理

　結紮切除術の合併症には**術後出血**があり、ほとんどは手術当日に起こります。ALTA療法は合併症はほとんどありませんが、発熱、血圧低下、悪心・嘔吐、食欲不振などの全身症状や、肛門部の硬結、疼痛、排便困難などの局所症状があります。術後疼痛は結紮切除に比べると軽度です。

　もともと便秘やいきみによって痔核ができるため、再発予防として排便コントロールが重要になります。

❹痔瘻とは？

　痔瘻は、肛門小窩から細菌が侵入し肛門周囲膿瘍をつくった後、感染が広がり自潰または切開による排膿で瘻孔をつくり、肛門内外に交通して排膿している状態です。

❺痔瘻の手術

痔瘻の手術には、**切開開放術**、**シートンドレナージ**などがあり、痔瘻の部位や程度、肛門括約筋をどの程度貫いているかや原因となる合併疾患の有無によって手術の術式が選択されます。

▼痔瘻の手術

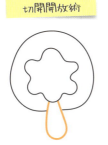
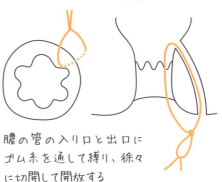

切開開放術：膿の管を切り開いて、膿の入り口から出口まですべて切除する

シートンドレナージ：膿の管の入り口と出口にゴム糸を通して縛り、徐々に切開して開放する

❻痔瘻の術後合併症、術後管理

痔瘻の術後合併症には**止血術を要する術後出血やまれに便失禁があります。**痔瘻が括約筋の深いところを通っているほど、術後の便失禁は多いと考えられています。

術後は創部からの出血や排膿があるため、創部と周囲皮膚を清潔に保つことが重要です。創部にはガーゼやパッドを当てて1日に数回の交換と、温水洗浄便座の弱めの水圧で清潔を保つように指導する必要があります。

4. ストーマ閉鎖術

❶どんな手術？

直腸がんの縫合不全の予防や治療の目的でつくった一時的なストーマを閉鎖する手術です。通常術後2～3か月で行いますが、術後2週間以内の早期閉鎖を推奨する報告[1]もあります。手術はストーマに使われていた腸管を切除し、機能的端々吻合（functional end-to-end anastomosis：**FEEA**）や三角吻合で吻合するという方法が行われます。

もともとストーマがあった創部は術後の創感染が多いため、一次的縫合閉鎖は行わず、ドレナージ創として一部開放させる**巾着縫合**（→p.42）という方法が一般的になっています。

▼ストーマ閉鎖術

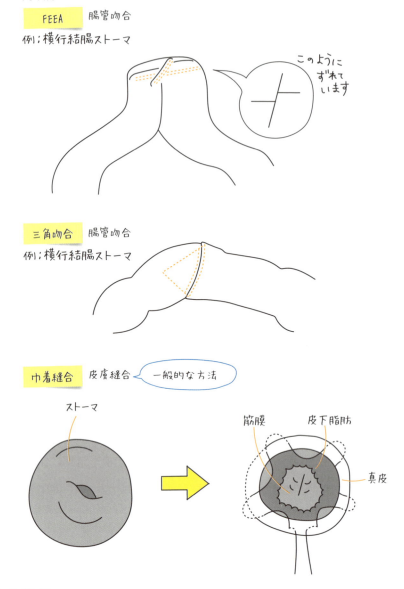

❷主な合併症

イレウス、縫合不全、創感染です。また直接の合併症ではありませんが、ストーマ閉鎖を行う患者さんは下部直腸がんの術後であることが多いため、低位前方切除後症候群による排便機能障害（頻便や便漏れ）が出てくることがあります。

❸術後管理

巾着縫合したストーマ閉鎖創は治癒までに4週間前後かかります。その間は毎日のシャワーによる洗浄と、創部を乾燥させないためにワセリンなどを塗布してガーゼを当てるなどの処置を行います。

5. 腹腔鏡下胆嚢摘出術

> **Memo**
> 英語でlaparoscopic cholecystectomy
> 通称：ラパコレ、ラパ胆など

❶どんな手術？

一般的には3～4つの穴から手術をします。最近では臍部に少し大きめの穴を1つ開けて手術を行う**単孔式腹腔鏡下手術**（single incision laparoscopic surgery：**SILS**）も普及してきています。

▼腹腔鏡下胆嚢摘出術

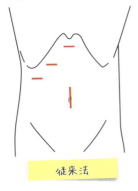
従来法

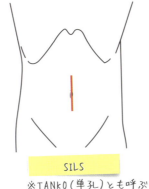
SILS
※TANKO（単孔）とも呼ぶ

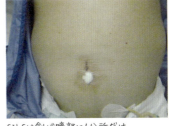
SILSは創が臍部に1か所だけ
（臍部圧迫のため綿球使用）

▼胆嚢摘出のシェーマ図

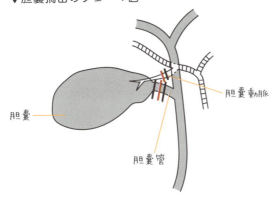
胆嚢／胆嚢管／胆嚢動脈

❷主な合併症

術後出血や胆管損傷による胆汁漏などがあります。胆嚢の炎症が強い場合、手術時間が延長になったり、開腹移行が必要になることがあります。そのときは術後合併症の頻度も増えるので注意が必要です。

6. 肝切除術

❶どんな手術？

　肝切除と一口にいっても、**部分切除、亜区域切除、区域切除、葉切除**など大小さまざまな術式があります。適応となる代表的な疾患は、**肝臓がんや肝内胆管がん**などです。

▼肝切除術

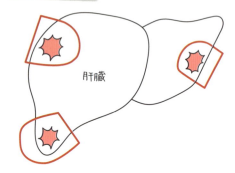

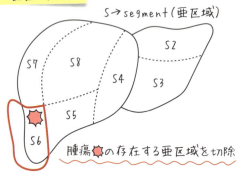

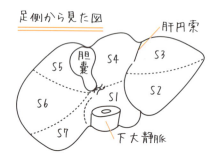

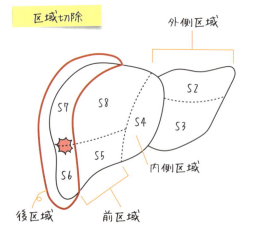

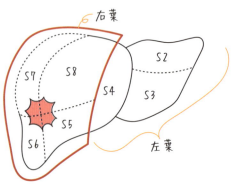

その❷ 特に多い手術

❷主な合併症

　術後出血、胆汁漏、肝不全などがあります。肝臓は血流の豊富な臓器であり、肝切除は他の手術に比べると術後出血のリスクは高くなります。肝切離面ドレーンを留置していることが多く、術後早期にはドレーン排液の性状チェックが重要です。止血のため、再開腹が必要になることもあります。

　肝切離面ドレーンの排液が黄色い場合は胆汁漏を疑います。発熱や腹痛がなくドレナージが効いていれば保存的に加療することもありますが、治療に難渋することが多いです。

　術後肝不全は致死的な合併症です。特に肝硬変などで肝臓の予備能が低下している患者さんや、腫瘍が大きく肝臓を大量切除する必要がある患者さんでは肝不全のリスクが高いと考えられています。術前に**Child-Pugh（チャイルド・ピュー）分類**や**ICG（インドシアニングリーン）検査**で肝予備能を評価することが重要です。

ICG検査

　ICGは静脈に注射すると肝臓に取り込まれて胆汁に排泄されます。静脈にICGを注射してから15分後に血中に残っているICGの割合をICG15分停滞率（R15）といいます。肝機能が低下すると肝臓がICGを取り込む能力が低下するため、R15の値は大きくなります。

　方法はどちらかの腕からICGを静注し、15分後に反対の腕で採血します。

---

7. 膵頭十二指腸切除術

Memo
PD（pancreaticoduodenectomy）
語源はpancreatic（膵臓）＋duodenum（十二指腸）＋ectomy（切除術）の造語

❶どんな手術？

　膵頭部と十二指腸だけでなく、胃の幽門側、胆嚢、総胆管、空腸の一部と切除範囲が非常に大きく、吻合部もたくさんあるため、消化器外科領域では食道がんと並んで最も大きな手術の1つです。適応疾患は**膵頭部がんや胆管がん、乳頭がん**などです。

　PDには胃を切除しない**PPPD**（幽門輪温存膵頭十二指腸切除）や幽門輪のみ切除する**SSPPD**（亜全胃温存膵頭十二指腸切除）などがあります。

　再建方法は施設によって異なりますが、空腸口側からみて膵臓、胆管、胃の順に吻合する**Child（チャイルド）法**が一般的です。

その❷ 特に多い手術

▼膵頭十二指腸切除術と再建方法

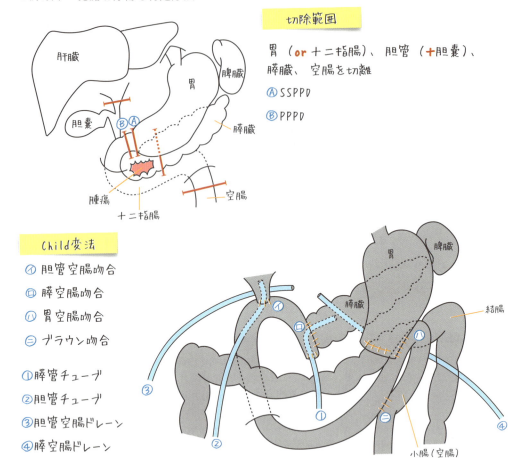

❷主な合併症

PDは、消化器外科領域の手術の中でも、術後合併症の発症率が高いとされています。主な合併症は、膵液ろう、腹腔内出血、腹腔内膿瘍、胆汁漏、胃排泄遅延です。最も重要な合併症が膵液ろうです。膵液ろうが起こると腹腔内膿瘍の原因になったり、場合によっては周囲の動脈に仮性動脈瘤を形成し、術後出血の原因となることがあります。

❸術後管理

看護師が最も気をつける点は、ドレーン管理でしょう。PDのドレーン留置部位や本数は施設によって異なります。腹腔内ドレーン（膵空腸ドレーンや胆管空腸ドレーン）の他に、膵液を体外に誘導する膵管チューブや、胆汁を誘導する胆管チューブがつながっていることがあります。

PDの特徴は、胃（十二指腸）空腸吻合、膵空腸吻合、胆管空腸吻合と吻合部が多

いことです。腹腔内ドレーンは、それぞれの吻合部の異常がないかをチェックしています。特に==膵液ろうが発症した場合、ドレーン排液の性状はワインレッド色に変化したり、混濁したりします。==

膵管チューブは①体外に出す、②体外に出さない（ロストステント）の2パターンがあります。①の場合には完全ドレナージと不完全ドレナージがあります。完全ドレナージは膵液がすべて体外に誘導されますが、不完全ドレナージは体外、腸管内の両方に誘導されます。

> 膵管チューブは細いため、容易に閉塞します。チューブ自体のねじれや屈曲による閉塞と、粘稠な排液による閉塞があります。排液が少ない場合は、まずはチューブを確認しましょう。
> チューブ自体に問題がなければ、医師が注射器で吸引したりすることで、閉塞を解除します。

▼膵管チューブのいろいろ

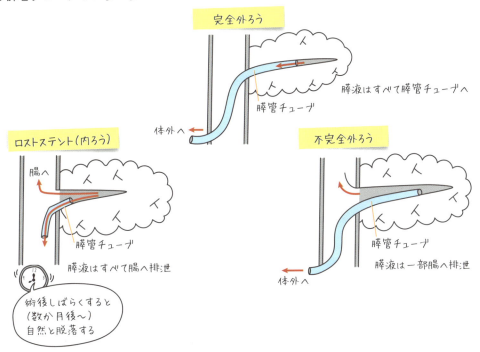

文献
1）Hindenburg T, Rosenberg J. Closing a temporary ileostomy within two weeks. *Dan Med Bull* 2010 ; 57 : A4157.

患者さんからよくある質問

Q （術後に）コーヒーは飲んでもいいですか？

A 飲んでもいいです。ただし飲み過ぎるとコーヒーに含まれるカフェインが胃酸をたくさん出させて胃の粘膜が荒れることがあります。1日2～3杯程度にしておいてください。

> **ポイント** コーヒーを禁止している施設もあるようですが、禁止の根拠は乏しいです。ただし何でも飲み過ぎはよくないので、1日〇杯とめやすを具体的に説明することもポイントですね。

Q お酒はいつから飲んでいいですか？

A 基本的にお酒は禁止というわけではありません。念のため主治医に相談してからにしましょう。また胃切除後では酔いやすくなっているので、少量ずつから開始し、飲み過ぎないようにしてください。

> **ポイント** アルコールは胃で約30％、小腸で約70％が吸収されますが、胃切除後は大半が小腸で吸収されます。吸収速度は胃よりも小腸のほうが速いため、胃切除後はアルコールの血中濃度の上昇が速くなり、酔いやすくなるといわれています。

Q 人工肛門（ストーマ）でもお風呂に入れますか？

A もちろん入れます。シャワーだけでなく湯船にもつかれますよ。最初は袋をつけたまま入るといいでしょう。大腸の人工肛門であれば便が出ない時間が多いので袋を外して入ることもできます。袋を外してプリンの空きカップなどを当てている人もいます。小腸の人工肛門の場合は便が出ない時間があまりないので袋をつけたままのほうが安心です。また銭湯や温泉などの共同浴場では必ず袋をつけたまま入りましょう。

> **ポイント** ストーマを造設すると湯船につかれないと思っている人は意外に多いです。こちらから積極的に、入浴できることを伝えてあげましょう。

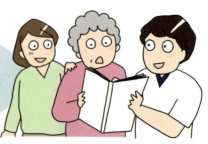

あれもダメ、これもダメでは、患者さんもストレスがたまってしまいます。患者さんや家族からの質問には根拠をもって答えられるようにしたいですね。

その3

手術以外の
検査・治療

勉強熱心な外科ナースでも、内視鏡検査など
内科のことはあまり勉強していないという人は
多いのではないでしょうか？
「だいたいパスどおりいくから大丈夫」と思っていませんか？
じつは私もそうでした。
でも何かトラブルがあったときには知識がないと
すぐに対処できません。
ここでは外科ナースもぜひ知っておきたい
内科的な検査や治療について解説していきます。

1 ポリペクトミー、EMR、ESD

消化管内視鏡

1 ポリペクトミー（内視鏡的ポリープ切除術）

Memo 通称：ポリペク

==有茎性・亜有茎性の小さな腺腫（良性の腫瘍）==に対して行います。
ポリープにスネアをかけて、絞扼して切除します。切除時に通電する場合としない場合があります。

▼ポリペクトミーのイメージ

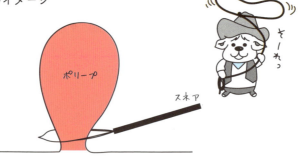

2 EMR（内視鏡的粘膜切除術）
endoscopic mucosal resection

==悪性が疑われる腫瘍や良性でも大きな腫瘍（～2cm）、そのままではスネアがかからない平坦な腫瘍==に対して行います。
生理食塩水やヒアルロン酸ナトリウムなどの液体をポリープの下（粘膜下層）に注射し、膨らませた後、スネアで通電して切除します。

3 ESD（内視鏡的粘膜下層剥離術）
endoscopic submucosal dissection

==悪性が疑われる2cm以上の大きな腫瘍==に対して行います。
ポリープ周囲に輪状かつ点状にマーキングし、ヒアルロン酸ナトリウムなどの液体をポリープの下に注射し、膨らませた後、粘膜下層から剥がすようにナイフで切除します。

▼EMR、ESDのイメージ

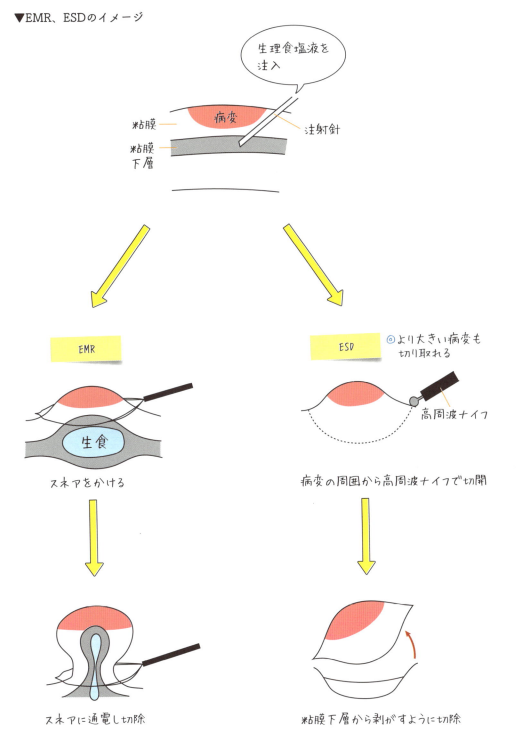

【下部消化管（大腸）の内視鏡治療】

1. 治療前の管理

● 抗血栓薬の休薬

ポリペクトミー、EMR、ESD は「出血高危険度の消化管内視鏡」に分類されるため、抗血栓薬は休薬する必要があります。

● 絶飲食

一般的に治療前日の 21 時以降は絶食となります。治療前日は低残渣食とする施設もあります。飲水は治療直前まで制限はありませんが、固形物を含む飲料、ジュース、牛乳、アルコールは控える必要があります。

● 腸管処置

下剤による腸管処置を行います。当院では前日眠前に下剤のピコスルファートナトリウム（ラキソベロン®）を1本、当日の午前中に腸管洗浄液（ニフレック®）を内服します。それでも残渣があるような場合はグリセリン浣腸を行います。

> **Memo** 約2Lの水に溶解して用いる

● 末梢静脈路確保

鎮痙薬、鎮静薬、鎮痛薬などを投与するため末梢静脈路を確保しておきます。

● 鎮痙薬

大腸の蠕動は治療の妨げになるため、治療直前に鎮痙薬のブチルスコポラミン臭化物（ブスコパン®）またはグルカゴン（グルカゴンGノボ）を投与します。ブスコパン®には、副交感神経の神経伝達物質であるアセチルコリンのはたらきを阻害する抗コリン作用があり、消化管の蠕動運動を抑制します。緑内障、前立腺肥大症、心不全、不整脈患者では禁忌となるため、必ず既往歴を確認します。

ブスコパン®が禁忌の場合には、グルカゴンを用います。グルカゴンは平滑筋に直接作用し、弛緩することで消化管運動を抑制すると考えられています。

▼ブスコパン®の禁忌

緑内障	眼圧が高くなる
前立腺肥大症	尿閉が起こる
心不全、不整脈	心拍数が増加し、心負荷がかかる

▼グルカゴンの禁忌、慎重投与

禁忌	褐色細胞腫
慎重投与	インスリノーマ、糖尿病、肝硬変、心疾患

● 鎮静・鎮痛薬

大腸内視鏡は疼痛を伴うことが多く、ベンゾジアゼピン系鎮静薬やオピオイド系鎮痛薬を投与することがあります。鎮静薬を投与する場合は、呼吸抑制に注意が必要です。

2. 治療後の合併症

主な合併症は穿孔と出血です。

● 穿孔

大腸におけるポリペクトミー、EMR、ESD の穿孔の発生率はポリペクトミーで 0.05 ％、EMR で 0.58 ～ 0.8 ％、ESD で 2 ～ 14 ％ [1] で、ESD で圧倒的に多いです。腹痛があれば腹膜刺激症状の有無を観察し、腹膜刺激症状があれば穿孔の可能性が高いです。穿孔が疑われた場合は、緊急に血液検査、腹部 X 線検査を行い、炎症反応高値や free air（遊離ガス） などがみられた場合、緊急手術となります。

● 出血

出血の発生率は、ポリペクトミーで 1.6 ％、EMR で 1.1 ～ 1.7 ％、ESD で 0.7 ～ 2.2 ％ [1] と報告されています。頻回な血便や Hb 2 mg/dL 以上の低下があれば出血と判断します。緊急に内視鏡でクリッピングによる止血術を行ったり、輸血が必要なこともあります。

3. 退院指導

穿孔は治療終了後 24 時間に起こることが多いですが、まれに 24 時間以降にも起こることがあり、これを遅発性穿孔といいます。その頻度は ESD で 0.1 ～ 0.4 ％ [1] という報告があります。退院後にも強い腹痛があれば早急に受診してもらうように指導しておく必要があります。

出血は術後 3 日以内に起こることが多いですが、7 日以降に発生することもありま

す。その頻度は EMR で 1.4 〜 1.7 %、ESD で 1.5 〜 2.8 % [1] と報告されています。退院後も血便が生じた場合は早急に受診してもらうように指導しておく必要があります。ただし多少便に血が混じる程度の少量の出血は問題ないことを伝えることも大事です。

【上部消化管（胃）の内視鏡治療】

1. 治療前の管理

● 抗血栓薬の休薬

ポリペクトミー、EMR、ESD は「出血高危険度の消化管内視鏡」に分類されるため、抗血栓薬は休薬する必要があります。

● 絶飲食

一般的に治療前日の 21 時以降は絶食となります。治療直前まで飲水の制限はありません。

● 末梢静脈路確保

鎮痙薬、鎮静薬、鎮痛薬などを投与するため末梢静脈路を確保しておきます。

● 前処置

治療前には胃内の気泡や粘液を除去して胃内を観察しやすくするために、ジメチルポリシロキサン（ガスコン®）やプロナーゼ（プロナーゼ®）を内服します。

Memo 喉に直接スプレーする　　　　Memo 喉元に含んで麻酔をする

その後、咽頭麻酔としてリドカイン塩酸塩（キシロカイン®ビスカス）やリカドイン噴霧剤（キシロカイン®ポンプスプレー）を投与します。治療直前に胃の蠕動運動抑制と唾液を減少させるための鎮痙薬（ブスコパン®、グルカゴン、ミンクリア®のいずれか）と、鎮静薬（ベンゾジアゼピン系鎮静薬）や鎮痛薬（オピオイド系鎮痛薬）を投与します。

Memo

ブスコパン®、グルカゴンが使えない患者さんにも使える胃蠕動運動抑制薬。ただし、下部消化管内視鏡には適応外

2. 治療後の合併症

主な合併症は出血、穿孔、狭窄です。

●出血

出血の頻度は EMR で 0.1 ～ 5.7％、ESD で 0 ～ 15.6％ [2] と報告されています。特に ESD で出血が起こりやすく、当院では治療翌日に胃内視鏡で出血がないことを確認したうえで食事を開始するようにしています。また出血予防として、プロトンポンプ阻害薬（PPI）や H_2 ブロッカーを内服します。さらに制酸剤であるマーロックス®、胃粘膜を保護するスクラルファート（アルサルミン®）、アルギン酸ナトリウム（サンメール®）などを組み合わせて内服する施設もあります。

●穿孔

穿孔は EMR で 0.5 ～ 5.3％、ESD で 0.3 ～ 5.2％ [2] と報告されています。1 ～ 2 日後に遅発性の穿孔が起こることがあり、ESD で 0.5％ [2] という報告があります。

●狭窄

狭窄は噴門部や幽門部で切除範囲が広い場合に起こりやすくなります。頻度は 0.7 ～ 1.9％ [2] という報告があります。食後の悪心、嘔吐などの症状があれば、狭窄を疑います。狭窄があればバルーン拡張を行いますが、拡張による穿孔の危険性もあります。

3. 退院指導

術後 2 週間までは後出血の可能性があるため、退院後も便の色を観察し、タール便であれば受診するように指導します。早期退院する場合には遅発性穿孔の可能性もあります。ESD 後では狭窄の可能性もあります。これらの可能性と起こりうる症状を具体的に説明し、吐血、下血、腹痛、悪心、嘔吐などの症状が起これば、早急に受診してもらうように指導します。

文献

1）田中信治，樫田博史，斎藤豊，他：大腸 ESD/EMR ガイドライン. 日本消化器内視鏡学会雑誌 2014；56（4）：1598-1617.

2）小野裕之，八尾建史，藤城光弘，他：胃癌に対する ESD/EMR ガイドライン. 日本消化器内視鏡学会雑誌 2014；56（2）：310-323.

2 ERCP関連

肝胆膵内視鏡

1 ERCP（内視鏡的逆行性胆膵管造影）
endoscopic retrograde cholangiopancreatography

胆道、膵臓の検査、治療のために行います。

上部消化管内視鏡で十二指腸乳頭部まで到達し、十二指腸乳頭部から胆管にカニューレを挿入し、造影剤を注入しX線撮影を行います。

▼ERCPのイメージ

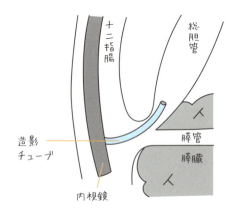
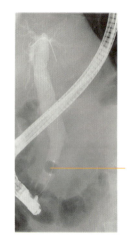

2 EBD（内視鏡的胆管ドレナージ）
endoscopic biliary drainage

※ ERBD（内視鏡的逆行性胆管ドレナージ：endoscopic retrograde biliary drainage）と同じです。

ENBD（内視鏡的経鼻胆管ドレナージ）
endoscopic nasobiliary drainage

主に閉塞性黄疸の減黄を目的とした治療です。EBDは短いステントを挿入し胆管と十二指腸を交通させる方法で、ENBDは胆管内に長いチューブを挿入し、鼻腔からチューブを出して、胆汁を体外へ排出する方法です。

▼EBDとENBDのイメージ

EBD

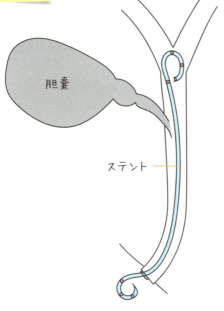

ENBD

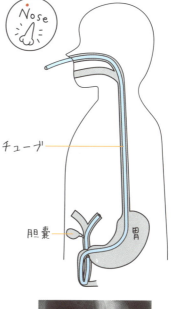

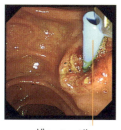
ドレナージチューブを挿入

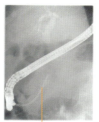
ドレナージチューブ

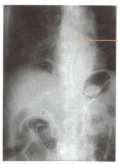
鼻から胆管までチューブが挿入されている

メリット
◎患者の苦痛や行動制限が少ない
◎長期間の留置が可能
◎複数本の留置が可能
◎事故(自己)抜去の危険がない

デメリット
×胆汁の量や性状を直接確認できない
×逆行性感染の危険性がある
×チューブ抜去の際に、再度内視鏡が必要になる

メリット
◎胆汁の量や性状を直接観察できる
◎チューブの洗浄や造影が可能
◎繰り返し培養や細胞診が可能
◎内視鏡を再挿入せず抜去できる

デメリット
×患者に苦痛と行動制限がある
×事故(自己)抜去の危険性がある

③ EST（内視鏡的乳頭括約筋切開術）
endoscopic sphincterotomy

EPBD（内視鏡的乳頭バルーン拡張術）
endoscopic papillary balloon dilatation

ESTもEPBDも==十二指腸乳頭を広げる方法==です。結石を除去したり、ステント（EBD）や長いチューブ（ENBD）を挿入する目的で行います。ESTはナイフで切開、EPBDはバルーンで拡張します。EPBDでは乳頭の開放が小さく、その後の処置がESTよりも難しく、術後膵炎が多いことからも、第1選択はESTとしている施設が多いです。しかし出血、穿孔のリスクはEPBDのほうが低いため、出血傾向の患者さんなどに対して行われています。

▼ESTとEPBDのイメージ

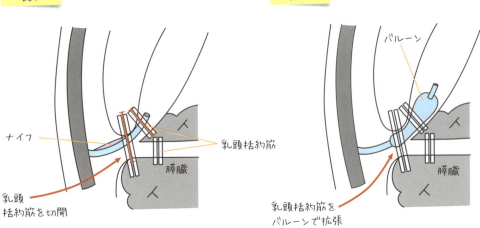

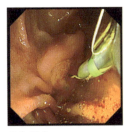

①乳頭部に
EST用ナイフを挿入

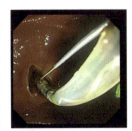

②乳頭部を
EST用ナイフで切開

1. 治療前の管理

上部消化管内視鏡の前処置と同様です。

造影やステント留置のみを行う場合、必ずしも抗血栓薬を中止する必要はありません。十二指腸乳頭の切開（EST）を行う場合は、出血高危険度に分類されるため、抗血栓薬を中止します。抗血栓薬が中止できない（できていない）場合にはバルーン拡張（EPBD）が行われることがあります。

2. 治療後の合併症

主な合併症は急性膵炎、穿孔、出血です。特に急性膵炎は死に至る可能性もあり、最も注意すべき偶発症です。

診断的 ERCP における急性膵炎の発症率は 1 ％前後、重症化は約 0.1 ％、重症化したときの死亡率は約 10 ％[1] と報告されています。「ERCP 後の強い腹痛は膵炎の可能性が高い」[1] とガイドラインにも記載があります。しかし穿孔、出血、胆道感染症などでも腹痛は起こりえます。いずれにせよすべて緊急に治療が必要になるため、ERCP 後に腹痛があればすぐに医師に報告する必要があります。

急性膵炎を早期診断するために ERCP 終了 2 ～ 6 時間後には必ず血液検査を行います。血中アミラーゼが正常上限の 2 ～ 3 倍以上であれば急性膵炎と診断します。急性膵炎と診断されれば、ただちに重症度判定を行います。

重症度判定は厚生労働省の重症度判定基準に基づいて行います。3 点以上の重症と判定された場合は、集中治療が必要です。2 点以下の軽症と判定された場合も、一般病棟でモニタリングと十分な輸液を行い、慎重に経過観察します。

▼急性膵炎の重症度判定基準（厚生労働省）

```
1．BE マイナス 3 以下または収縮期血圧 80 以下
2．PaO₂ 60 以下（room air）または人工呼吸を必要とする
3．BUN 40 以上または Cr 2 以上または輸液後も 1 日尿量 400mL 以下
4．LDH 基準値上限の 2 倍以上
5．血小板 10 万以下
6．Ca 7.5 以下
7．CRP 15 以上
8．SIRS 基準 3 個以上
9．年齢 70 歳以上
```

以上の項目を各 1 点として、3 点以上を重症、2 点以下を軽症と判定する。
※造影 CT による重症度判定も行う。

文献

1）厚生労働省難治性膵疾患調査研究班・日本膵臓学会：ERCP 後膵炎ガイドライン 2015．膵臓 2015；30（4）：539-584.

3 PTCD、PTGBD
肝胆膵ドレナージ

1 PTCD（経皮経肝胆管ドレナージ）
percutaneous transhepatic cholangio drainage

※PTBD（経皮経肝胆道ドレナージ：percutaneous transhepatic biliary drainage）と同じ意味で使われます。

腫瘍や結石で総胆管や総肝管が閉塞することによって起こる<mark>閉塞性黄疸、胆管の治療</mark>として行われます。最近では内視鏡治療が発達し、内視鏡治療が第1選択になっているため、PTCDの適応は減っています。

超音波で確認しながら穿刺目標の肝内胆管を穿刺し、X線透視で胆管の走行を造影しながら肝内胆管にドレナージチューブを留置します。

2 PTGBD（経皮経肝胆嚢ドレナージ）
percutaneous transhepatic gallbladder drainage

腫瘍や結石で胆嚢管が閉塞することによって起こる<mark>胆嚢炎の治療</mark>として行います。

PTGBDは超音波で胆嚢を見ながら穿刺、ドレナージチューブを胆嚢内に留置し、X線透視で胆嚢造影を行い腹腔内への漏れがないことを確認します。

> **なぜ経肝？**
>
> PTCDは皮膚→肝臓→胆管、PTGBDは皮膚→肝臓→胆嚢の順番に穿刺します。肝臓を刺さなければ皮膚→腹腔→胆管あるいは皮膚→腹腔→胆嚢となり、穿刺部位から胆汁が漏れ出て腹腔内に直接胆汁が広がるのを防ぐことが理由の1つです。

▼PTCDの手順

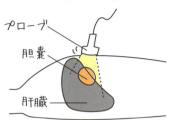
❶ エコーで穿刺する胆管を決める

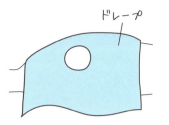
❷ 消毒して清潔野をつくる

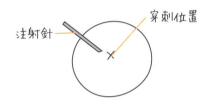
❸ 再度エコーで確認した後、局所麻酔をする

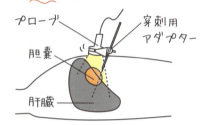
❹ 試験穿刺→本穿刺で胆管を穿刺

❺ 胆管内にドレナージチューブを留置し、皮膚に固定する

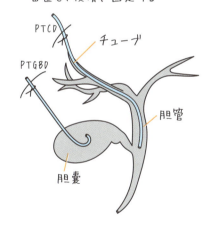

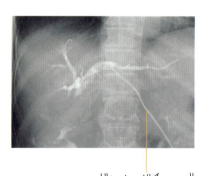
ドレナージチューブ

▼PTGBDの手順

❶ エコーで穿刺する胆嚢の位置を決める
❷～❸ はPTCDと同じ
❹ 試験穿刺→本穿刺で胆嚢を穿刺
❺ 胆嚢内にドレナージチューブを留置し、皮膚に固定する

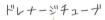
ドレナージチューブ
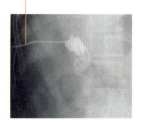

1. 治療前の管理

● 抗血栓薬の休薬

　待機的に行う場合は可能な限り抗血栓薬は休薬します。緊急の場合は、内服したまま行わざるをえないこともあります。

● 絶飲食

　治療直前の食事は絶食とするのが一般的です（午前中なら朝食、午後なら昼食を絶食とする）。飲水はかまいません。

● 末梢静脈路確保

　治療前～後にかけては循環動態の管理が必要なため、末梢静脈路を確保しておきます。

● 抗菌薬投与

　治療直前に抗菌薬を投与します。

2. 治療後の合併症

　主な合併症には、チューブ逸脱、出血、腹膜炎、気胸・血胸があります。

● チューブ逸脱

　腹壁に固定されたチューブが呼吸性に動く肝内胆管に挿入されているために起こると考えられています。そのため一般的に翌朝まではベッド上安静とします。またチューブが挿入されている長さは必ず観察します。チューブが完全に抜けた場合は、瘻孔は時間経過とともに閉鎖してしまうため、早急な対応が必要です。チューブ逸脱が起こった場合、胆汁性腹膜炎（→ p.139）を起こすことがあります。

● 出血

　胆道出血と腹腔内出血があります。胆道出血は門脈、動脈、静脈の損傷が原因となり、ドレーンからの血性排液でわかります。血性排液が多量でなければ、胆管洗浄や一回り太いカテーテルに入れ替えを行い圧迫止血します。血性排液が多量の場合は動脈からの出血が疑われ、血管造影による塞栓術（TAE）を行います。腹腔内出血はドレーンではわからないため、頻脈や血圧低下、急激な腹部膨満を認めた場合に疑います。

● 胆汁性腹膜炎

チューブが逸脱して胆汁が腹腔内に漏れることで起こりますが、チューブが逸脱しなくても起こることはあります。腹痛を訴える場合には胆汁性腹膜炎も疑い、腹膜刺激症状の有無は必ず観察します。

● 気胸、血胸

肝臓は胸腔と隣接しているため、穿刺時に気胸や血胸を起こすことがあります。翌日までは呼吸音の左右差やSpO_2などの呼吸状態にも注意が必要です。翌日に胸部 X 線を撮影して気胸や胸水の有無をチェックします。

4 PEG 〔上部消化管治療〕

PEG（経皮内視鏡的胃瘻造設術）
percutaneous endoscopic gastrostomy

　<mark>内視鏡を用いて胃瘻をつくる方法</mark>です。PEG＝胃瘻と思っている人もいるかもしれませんが、正確にはPEGは内視鏡を用いて胃瘻を造設する手技のことです。

　胃瘻カテーテルには、内側の形状としてバルーン型とバンパー型、外側の形状としてボタン型とチューブ型があります。

　造設方法にはプル法、プッシュ法、イントロデューサー法、イントロデューサー変法があります。

その❸ 手術以外

▼胃瘻カテーテルのタイプ

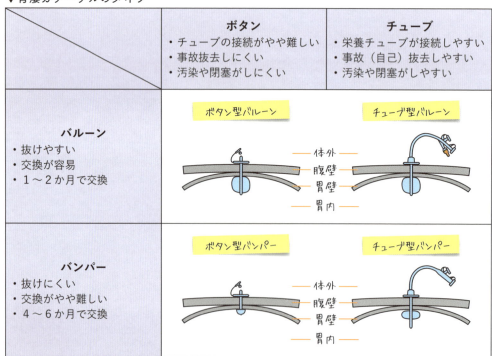

▼PEGの造設方法の違い①

プル法

① 穿刺位置をcheck

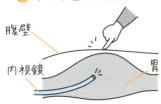

腹壁／内視鏡／胃

② 胃壁固定

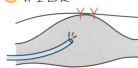

※プル法、プッシュ法では、胃壁固定しなくても造設可能ですが、術後事故(自己)抜去による腹膜炎リスクを考え、造設法にかかわらず胃壁固定することが推奨されています。

③ セルジンガー針を穿刺

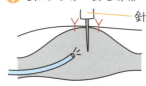

針

④ ワイヤーを内視鏡からのスネアでキャッチし、口腔から体外へ引き出す

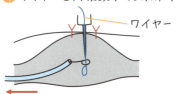

ワイヤー

⑤ ワイヤーにカテーテルを結びつけて、ワイヤーを腹壁から抜く

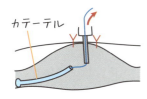

カテーテル

⑥ ワイヤーを抜去し、カテーテルの留置を内視鏡で確認する

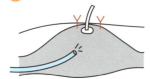

プッシュ法

①〜③は同じ

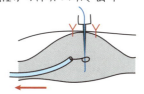

⑤ ワイヤーに沿ってカテーテルを押し込む

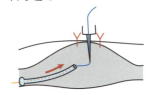

◯ **Good**
○ 胃と腹壁が接する面積が小さくても可能

✕ **Bad**
✕ 2回の内視鏡挿入が必要
✕ 口腔内をPEGカテーテルが通るので不潔、かつ狭窄例には使えない
✕ カテーテルの通る部位にがんがあれば禁忌

▼PEGの造設方法の違い②

イントロデューサー法

❶ 穿刺位置をcheck

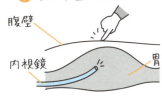

❷ 胃壁固定

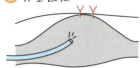

❸ トロカール針を穿刺し、内針を抜去する

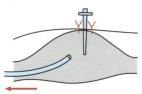

❹ カテーテルを挿入し、バルーンに蒸留水を入れる
外筒を除去し、固定

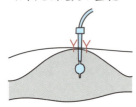

◯ **Good**
○ 胃壁清潔操作ができる
○ 内視鏡挿入が1回でよい

✕ **Bad**
✕ 留置できるカテーテルが細いため一期的に太いカテーテルを入れられない
→ 2〜3段階の拡張が必要
✕ 穿刺針が太くて出血のリスクが高い

イントロデューサー変法

❶〜❷は同じ

❸ セルジンガー針を穿刺し、ガイドワイヤーを挿入する

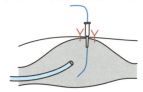

❹ ダイレーターを挿入し、瘻孔を拡げる

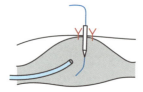

❺ オブチュレーターでのばしたPEGカテーテルを挿入
→オブチュレーターを除去し、終了

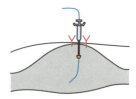

◯ **Good**
○ 清潔操作ができる
○ 内視鏡挿入が1回でよい
○ 一期的に太いカテーテルを留置できる

✕ **Bad**
✕ ダイレーターで広げる際に出血のリスクが高い

1. 治療前の管理

● 抗血栓薬の休薬

PEG は「出血高危険度の消化管内視鏡」に分類されるため、抗血栓薬は休薬する必要があります。

● 口腔ケア

PEG を行う患者さんは嚥下障害を伴うことが多いため、内視鏡挿入時の誤嚥による肺炎を起こしやすく、==術前には口腔ケアを徹底的に行う==必要があります。

> プル法、プッシュ法で造設する場合は、口腔や咽頭の細菌が腹壁に付着することで、創部感染を起こすことがあるため、特に入念な口腔ケアが必要です。

● 絶飲食

治療当日は絶飲食とします。経鼻胃管から経腸栄養を行っている場合も、治療当日は中止し、内服薬のみ服用します。

● 末梢静脈路確保

抗菌薬、鎮静薬、鎮痛薬などを投与するため末梢静脈路を確保しておきます。

● 浣腸

基本的には必要ありませんが、腹部 X 線で腸管ガスや残便が多い場合は、結腸誤穿刺を避けるために行うことがあります。

● 抗菌薬

創部感染を予防する目的で術直前に抗菌薬を投与します。プル法、プッシュ法では創部感染の頻度が高いため、術後 3 日間程度投与します。

2. 治療後の合併症

栄養剤の投与は通常術後1日目から開始します。薬剤の投与は手術当日から可能です。
主な偶発症は、出血、腹膜炎、誤嚥性肺炎、創部感染です。

● 出血

出血がなくても、手術終了時から術後1日目にかけて圧迫止血を行います。チューブ型では内部ストッパーと外部ストッパーをきつめに締めます。ボタン型では外部ストッパーがないため、割ガーゼやスペーサー（付属の白いプラスチックの板）を厚めにかませます。どちらも圧迫しすぎると局所の血流障害を起こすため、術後1日目には、チューブ型では10mm程度外部ストッパーをゆるめ、ボタン型では割ガーゼやスペーサーを除去します。

> 出血は吐血で見つかることが多いですが、術直後からカテーテルをバッグにつなげて開放するインフォメーションドレナージは出血の早期発見に有用です。出血した場合は、さらに圧迫を強めにして、それでも止血しない場合は、内視鏡による止血術を行います。

● 腹膜炎

造設時の肝臓や腸管の誤穿刺や、造設後に瘻孔が形成されるまでの間（約3週間）に、胃壁と腹壁の間に隙間が生じて、胃内容物や栄養剤が腹腔内へ漏れることで起こります。

発熱、腹痛、腹膜刺激症状や頻脈、血圧低下があれば腹膜炎を疑います。腹膜炎を発症した場合は、緊急手術が必要になることがあります。

● 誤嚥性肺炎

PEG術後の肺炎発生率は7.0～8.8％[1,2]と多く、PEGによる死亡原因の30～56％[3,4]を占めます。内視鏡挿入時の誤嚥、術後の唾液誤嚥、栄養剤の逆流などが誤嚥性肺炎の原因となります。

術前、術後の口腔ケアと栄養剤を逆流しにくい投与方法を工夫する必要があります。

● 創部感染

瘻孔感染ともいいます。発赤、浸出液、硬結があれば創部感染を疑います。創部感染が認められた場合は、栄養剤の投与をいったん中止し、胃壁固定糸の抜糸や洗浄、ドレナージを行います。

文献

1) 蟹江治郎, 河野和彦, 河野勤, 他：高齢者に対する経皮内視鏡的胃瘻造設術における合併症：創部感染症と呼吸器感染症の検討. 日本老年医学会雑誌 2000；37（2）：143-148.
2) 清水敦哉, 森谷勲, 橋本章：PEG 施行後の肺炎合併の予測について－内視鏡所見と胃瘻造影所見の検討－. 在宅医療と内視鏡治療 2006；10（1）：2-7.
3) 松原淳一, 藤田善幸, 橋本明美, 他：高齢者における経皮内視鏡的胃瘻造設術（PEG：Percutaneous Endoscopic Gastrostomy）の予後についての臨床的検討. 日本消化器病学会誌 2005；102（3）：303-310.
4) 笠井久豊, 川口香, 村林由紀, 他：経皮内視鏡的胃瘻造設術後の早期死亡症例の検討. 日本静脈経腸栄養学会雑誌 2009；24（2）：577-582.

チーム医療

　この本の医学監修をしていただいた西口幸雄先生から学んだことはたくさんありますが、その1つに"チーム医療の大切さ"があります。

　西口先生は普段から自分の部下（医師）だけでなく、看護師にも気さくに声をかけてくださり、気軽に話しかけやすい雰囲気をつくってくださいます。薬剤師さんや管理栄養士さん、リハビリの先生にも声をかけている姿をよく目にしますし、看護学生にもやさしく話しかけています。そして話しかけるだけではなく、それぞれの意見を聞いて、その意見を取り入れてくれるのです。

　現代の医療において、チームでの取り組みが欠かせないことはみなさんも実感していると思います。チーム医療で大切なのはコミュニケーション、そして他の職種の人々をリスペクトすることだと西口先生から学びました。

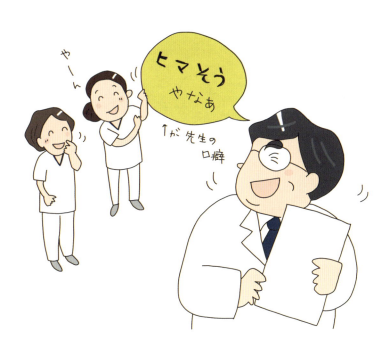

薬での大失敗

　看護師1年目の終わりに、私は薬で大きなアクシデントを起こしてしまいました。
　急性虫垂炎術後の若い患者さんが発熱と頻回な下痢を起こし、偽膜性腸炎（抗菌薬が原因で起こる腸炎）と診断されました。私はその日は夜勤で、日勤者から「CDチェックが陽性で偽膜性腸炎だったので、抗菌薬は中止になった」という申し送りを受けていました。私はそのとき「CDチェックって何？」「偽膜性腸炎って何？」「なぜ抗菌薬は中止？」という疑問をもちながらも、調べることなく夜勤に入ってしまいました。そして抗菌薬が中止という申し送りを忘れて、夜の抗菌薬を投与してしまったのです（当時はまだ電子カルテでの認証はありませんでした）。それを担当の先生が発見し、「患者さんに毒を盛っているのと同じだぞ！」と怒鳴られました。
　幸いなことに患者さんはその後、状態が悪化することなく元気に回復していったので、大ごとにはなりませんでしたが、看護師を辞めよう、辞めなければいけないと本気で悩みました。ちなみに次の日の朝、申し送り中に偽膜性腸炎の治療薬である「フラジール」の名前がなかなか出てこず、「大きな事故を起こしたのに、なぜ治療薬の名前が出てこんのや？」と先輩に怒られて、ますます落ち込んだのを覚えています。
　この事故をきっかけに、疑問に感じたことはすぐに調べよう、略語の意味をきちんと理解しよう、薬も確認して投与しようと心がけるようになりました。

＊CDチェック：偽膜性腸炎の原因菌であるクリストリジウム・ディフィシルを調べる検査のこと

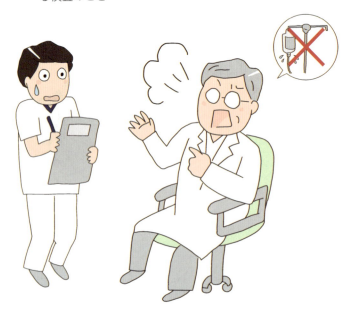

その❸ 手術以外

その**4**

術後に
よくあるトラブル

こんなときどうする?

「術後に熱が出た」「痛みが強くて離床が進まない」
「バルーン抜去したけど尿が出ない」「不穏になっている」
「頻脈が治まらない」など、
外科ナースのみなさんは経験があるのではないでしょうか?
ここでは術後によく遭遇するトラブルについて、
原因や対応を解説します。

① 術後の発熱

　術後の発熱はよく遭遇する症状だと思います。発熱が起こった際には、その原因を明らかにすることが重要です（もちろん、わからない場合も少なくないですが…）。また術後3日目までとそれ以降での発熱は区別したほうがよいでしょう。しかし術後3日目以降に急に発熱する場合、特に悪寒戦慄を伴う場合は、何らかの合併症が起こっていることが多く、早急に対応する必要があります。

1. 術後3日目までの発熱

　術後3日目までは手術侵襲の影響で、術後経過に問題がなくても発熱するのが普通です。そのメカニズムは、手術侵襲による炎症性サイトカインの産生、分泌であると考えられています。サイトカインは情報を伝達する物質で、全身に侵襲の発生を伝えて、適切な生体反応を起こさせる役割があります。生体反応の1つとして、視床下部の体温調節中枢に作用することで発熱が起こります。手術侵襲による発熱の場合は、術後2～3日で解熱することが多いです。発熱の程度や持続時間は術式によって違い、一般的に長時間手術や広範囲の手術で顕著といわれています。

　術後3日目までの発熱は問題がないことのほうが多いですが、合併症に伴う発熱の可能性もあるため、他に異常な所見（特にドレーン排液の性状、腹部や創部の所見など）がないかは必ず観察する必要があります。

2. 術後3日目以降の発熱

　術後3日目以降に急に発熱する場合は注意が必要です。特に悪寒戦慄を伴う場合は重症化する可能性が高いです。

　悪寒戦慄を伴う高熱の場合は、縫合不全に最も注意が必要です。ドレーン排液の性状、腹痛や腹部膨満の有無、腹膜炎の所見（筋性防御や反跳痛）の有無は必ず観察します。ドレーンから腸液のような排液や腹膜炎の所見があれば縫合不全の可能性が高いため、早急に医師に報告する必要があります。

　他には、肺炎、手術部位感染（SSI）、腸炎、尿路感染、カテーテル関連血流感染症（CRBSI）など、感染症が発熱の原因となることが多いです。肺炎は術後早期に発症することが多く、SpO_2の低下や痰の増加があれば、肺炎の可能性があります。SSIは創部の発赤・腫脹・熱感・排膿、腸炎は頻回な下痢などがある場合に、その可能性を考えます。尿路感染は直腸がん術後の排尿障害の患者や、長期の尿道カテーテル症例で特に発症しやすいため、このような患者の発熱では可能性を考える必要があります。

CRBSIは発熱や悪寒戦慄以外の症状がほとんどなく、中心静脈カテーテル（まれに末梢静脈カテーテルでも）挿入中で、他に発熱の原因が考えられない場合に疑います。

3. 感染症が疑われたら

まずは敗血症の疑いを確認するために、バイタルサインを測定します。「意識の変容」「収縮期血圧100mmHg以下」「呼吸数22回/分以上」のうち2項目以上満たせば敗血症が疑われ、早急に医師に報告する必要があります（qSOFAスコア）。バイタルサインが安定していても、急な発熱は抗菌薬投与など治療マネジメントの変更の可能性が高く、医師への報告が必要です。

感染症が疑われた場合、「とりあえず血培（血液培養検査）」という指示が出ることが多いです。というのも血培は感染症診断で最も重要な検査だからです。血培が陽性、つまり血液の中に菌が存在していることがわかれば、身体の中のどこかに菌が巣をつくっていることを証明できます。その菌を特定できれば、どこに巣をつくっているのかも推測できますし、どの抗菌薬が効きやすいのかということもわかります。

また、何らかの症状がありその部位の感染が疑われる場合は、その部位の分泌物の培養もとります（肺炎なら痰、尿路なら尿、創部なら滲出液、腸炎なら便）。これらも、原因菌の特定と抗菌薬の感受性を調べることが目的です。

4. 術後の発熱、解熱すべきか

38℃以上の発熱をみると反射的に解熱薬を投与する人がいますが、これはあまり望ましいことではありません。なぜ発熱で解熱薬を投与するのでしょうか？　発熱のリスクとしては「呼吸不全や心筋虚血、中枢神経障害が悪化し死亡リスクが増大する」とされています。では発熱が本当に予後に影響するのでしょうか？　ICU患者700人を対象とした、解熱薬使用群と未使用群を比較したRCTがありますが、死亡率やICU滞在期間に差はありませんでした[1]。またICU患者1,425人を対象としたRCTではない研究では、解熱薬の投与が死亡率悪化の独立因子でした[2]。発熱は免疫系を活発にした結果であり、無理に解熱させることで免疫系を抑制したために、死亡率が悪化したと考えられています。

一般病棟ではこれらの研究を鵜呑みにする必要はありませんが、少なくとも38℃以上でルーチンの解熱薬投与は必要ないでしょう。一般病棟での解熱薬投与の主な目的は、発熱による「倦怠感」を解熱で緩和させることであり、他に気をつけるべきは呼吸不全や心筋虚血（心筋梗塞など）、中枢神経障害（脳血管疾患など）の増悪のリスクがある場合に、早めに解熱処置をするのがよいでしょう。

血液培養の正しいとり方

いつとる?

　最もよいタイミングは、熱が上がる前の悪寒戦慄時です。「38℃以上の発熱時に血培」という指示をみますが、発熱は細菌をやっつける白血球などが活発にはたらいている状態のため、若干検出率が下がるといわれています。ですから38℃でなくても感染症が疑われ、悪寒があれば、そのときが血培をとるのに適したタイミングなのです。
　抗菌薬投与後は細菌数が減り検出率が下がるため、抗菌薬投与前にとります。抗菌薬を投与した後に指示が出た場合は、次回の抗菌薬投与の直前にとります。なお、解熱薬は細菌を減らす効果はないため解熱薬投与後でもかまいません。

何回とる?

　血培は2セットが基本です。好気性と嫌気性を1本ずつで1セット、つまり2セットとは好気性と嫌気性を2本ずつとります。また1回の採血でとるのではなく2回採血します。これは1セットだけだと、コンタミネーション(採血手技の問題で、皮膚常在菌などが侵入してしまうこと)かどうかがわからないからです。2回目の採血までの時間は、過去には30～60分空けるべきとされていたようですが、現在ではあまり効果は変わらないという意見も多く、時間を空けずに採血してもよいとされています。時間を空ければ採血する血液が入れ替わっているため、可能であれば時間を空けるのがベストではあると思います。

血液培養は2セットとる

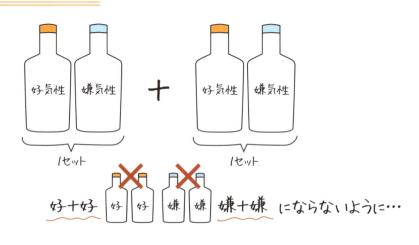

> どこでとる？

採血する場所は、両腕の肘静脈が望ましいですが、片方の腕は点滴をしていることも少なくありません。そういう場合は、点滴穿刺部位よりも末梢の位置からとったり、片腕の別の場所で2か所とったりします。時間を空ければ1回目と同じ場所でもかまわないでしょう。

動脈血でも静脈血でも問題はありませんが、鼠径部は皮膚の細菌数が多く、コンタミネーションを起こしやすいのでなるべく控えましょう。

> どうやってとる？

血培をとる際はコンタミネーションさせないようにすることが重要です。皮膚の消毒はアルコール綿で、消毒後にポビドンヨードでさらに消毒する方法が一般的です。滅菌手袋は必ずしも必要ありませんが、消毒後に血管の確認などで皮膚に触れる場合は滅菌手袋をしましょう。

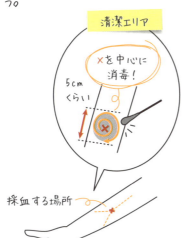

- 手技に自信がない
- 血管がとりづらそう
  ↓
  消毒後の皮膚に触れるとき → 滅菌手袋

- 血管がよくみえる
  ↓
  消毒後の皮膚、針先には触れない → 普通の手袋

- 触れるものが清潔な物品かどうか注意

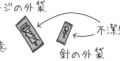
シリンジの外装 / 針の外装 ← 不潔！

好気性ボトルと嫌気性ボトルに血液を入れる順番についてはさまざまな意見があり、嫌気性菌は空気に触れると死んでしまうので「嫌気→好気」の順番という意見があります。しかしそもそも菌血症の原因菌のほとんどは好気性菌であるため、好気性ボトルの重要性のほうがはるかに高く、採血できた血液量が少ない場合は好気性ボトルに十分量の血液を入れることのほうが重要であるため、好気性ボトルに先に入れるべきという意見もあります。十分量とれた場合は嫌気性ボトルが先でもよいのですが、少ない場合は好気性ボトルに十分量（半々ではなく）入れる、つまり好気性ボトルを先にというほうが大事だと思います。

注射器と注射針で採血した場合、血液をボトルに移す際に注射針を差し替えるかについては、差し替えることでコンタミネーションを防ぐことができるという明らかな効果を認めていないため、針刺し事故などを防ぐ意味でも差し替えなくてよいという意見が一般的だと思います。

❷ "痛がり"の患者

　同じ手術をしてもまったく痛がらない患者さんもいれば、すごく痛がる患者さんもいることは、外科ナースであれば誰もが経験するのではないでしょうか。いわゆる"痛がり"の患者さんに、「まだ痛み止めが使える時間ではないので、がまんしてください」などと言ったことはありませんか?

　術後疼痛は痛みだけの問題ではなく、合併症を増加させる可能性があります。「この患者さんは痛がりなだけだから鎮痛薬を制限する」と考えるのではなく、痛がりだからこそ鎮痛薬を十分に投与することが重要なのです。それには「先行鎮痛」と「多角的鎮痛」という方法を用いることで、より効果的な鎮痛が期待できます。

1. 先行鎮痛

　先行鎮痛(pre-emptive analgesia)とは、痛みが発生する前に鎮痛薬を投与し、痛み刺激が中枢神経系に到達しないように、痛みの起因物質の発現を抑え、痛みを軽減させようという考え方です。この考えから、最近では「術後疼痛は治療よりも予防すべき」とされており、鎮痛薬は痛みを感じてから投与するよりも、痛みを感じる前に投与したほうが、効果が高いといわれています(ただしエビデンスは乏しい)。

2. 多角的鎮痛

　多角的鎮痛(multimodal analgesia)とは、作用機序の違う鎮痛薬を組み合わせることによって、鎮痛効果を高め副作用を減らそうという考え方です。小手術の場合はNSAIDs単独で十分な鎮痛が期待できる場合も多いのですが、開腹や開胸を伴うような大きな手術の場合はNSAIDs単独では鎮痛効果が不十分であることが多く、局所麻酔薬やオピオイドなどの硬膜外鎮痛や全身投与(静脈内投与)が行われます。これも多角的鎮痛の1つです。また最近ではアセトアミノフェンの静注用製剤(アセリオ®)が日本でも使用できるようになりましたが、NSAIDsやアセトアミノフェンを単独で使用するよりも、両者を組み合わせて使用するほうが鎮痛効果が高いという報告もあります[1]。

3. 具体的な対応は?

　痛みが強いのはたいてい術後1〜3日目までです。この時期はまだ硬膜外鎮痛などが行われている時期ですが、痛みが強い場合はそれに加えてNSAIDsを6〜8時間ごとに定期投与します。それでも痛みを訴える場合は、定期投与の間にアセトアミノフェンを投与するという方法を用います。

3 術後せん妄

突然、話の辻褄が合わなくなる、物忘れがひどくなる、体動が激しく落ち着きがなくなる、興奮して暴力をふるうなど、手術後にはせん妄になりやすくなります。その発生頻度は報告によりさまざまですが、だいたい5〜15％程度のようです[1]。せん妄が起こると、転倒・転落やドレーンの自己抜去などを防ぐため、看護師や家族の労力や負担は大変大きくなり、せん妄は看護師にとって、起こってほしくない合併症の1つでしょう。また最近ではせん妄が起こると、せん妄からの回復後も認知機能が低下したり[2]、死亡率が上がる[3]という報告もあり、患者の不利益はさらに大きいものになります。そのためせん妄予防は非常に重要な問題です。

看護師は術前に危険因子を評価し、高リスクの患者には予防的に対策を行います。それでもせん妄が起こってしまったときには、環境整備、疼痛管理、薬物治療の3つがポイントになります。

1. 術前はせん妄の危険因子の評価を

術後せん妄のメカニズムは解明されていませんが、せん妄を起こしやすい人については、ある程度わかっています。この危険因子に1つでも当てはまる場合は、あらかじめ精神科リエゾンチームなど専門家にコンサルトし、予防対策を行うべきでしょう。

▼せん妄の危険因子[4]

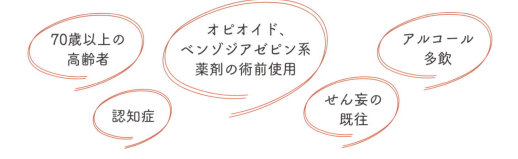

- 70歳以上の高齢者
- オピオイド、ベンゾジアゼピン系薬剤の術前使用
- アルコール多飲
- 認知症
- せん妄の既往

2. せん妄の予防対策

残念ながら、明らかなエビデンスのあるせん妄予防対策は、現時点ではほとんどありません。数少ないエビデンスのある対策に、**HELP**（Hospital Elder Life Program）という、高齢者を対象としたせん妄予防プログラムがあります。認知障害、睡眠不足、ベッドから動かない、視覚障害、聴力障害、脱水の6つの危険因子にそれぞれ介入を行うプログラムです。70歳以上852人の患者を対象にHELP介入群と非介入群を比

較した検討では、介入群では 10％で、非介入群では 15％で有意差を認めた（p=0.03）という報告があります[5]。

▼ HELP プログラム内容

認知障害	積極的で意識的なコミュニケーションを図る、ゲームなどを取り入れる
睡眠不足	温かい飲み物を飲む、リラクセーションやマッサージなど、非薬物的な睡眠介入や環境調整を行う
ベッドから動かない	定期的な歩行や可動域訓練、尿道カテーテルの使用は最小限にする
視覚障害	メガネの使用や大きな文字で書いてあるものを使用
聴力障害	補聴器の使用や耳掃除を行う
脱水	脱水にならないように積極的に飲水を促す

　薬剤でせん妄を予防する試みも行われていますが、明らかに予防効果のある薬剤はありません。せん妄治療でもよく使われるハロペリドール（セレネース®）を術前から術後 3 日目まで毎晩予防的に<u>少量投与</u>　Memo 1.5mg（1 A は 5mg なので 1/4A）することで、発症率や重症度が低下し、せん妄期間を短縮したという報告があります[6]。内服薬としては、オランザピン（ジプレキサ®）[7]とリスペリドン（リスパダール®）[8]に、予防投与によるせん妄発症率が低下したという報告があります。また最近ラメルテオン（ロゼレム®）[9]やスボレキサント（ベルソムラ®）[10]にも、せん妄予防効果が期待できるという報告が出てきています。

3. せん妄の治療

　せん妄の原因を特定し排除することが最も効果的ですが、術後せん妄の場合は、手術という治療自体が原因であることが多く、それを排除することは不可能です。その他にできることは、環境整備、疼痛管理、薬物治療です。しかし、薬物治療は対症療法にすぎず、最優先ではありません。

❶環境整備

　環境整備は、単に患者さんの周囲を整理整頓するということではありません。<mark>不要な安静は避け、できるだけ早期離床を進め、酸素、心電図や SpO_2 モニター、尿道カテーテル、輸液ポンプなど、外せるものは取り除きます。</mark>身体抑制もできる限り避けます。日中は明るくしてテレビやラジオ、音楽などで刺激を与えて、夜間はできるだけ暗く静かな環境を整えることも重要です（※総室では他の患者さんへの配慮も必要）。ICU はこれとは正反対の環境であるため、やはりせん妄患者にとってはよくない環境といえます。

❷疼痛管理

疼痛管理もせん妄予防に有効と考えられており、<mark>せん妄患者では積極的に鎮痛薬を投与します。</mark>この根拠は、Robinsonらの、聴力障害の患者では疼痛管理が不十分になり、せん妄を起こすという可能性を指摘した論文[11]や、疼痛管理に有用なPCA（patient controlled analgesia；自己調節鎮痛法）を使用することでせん妄を抑制できたという報告があります[12]。しかしオピオイドや麻薬拮抗性鎮痛薬（ペンタゾシンやブプレノルフィン）はせん妄を引き起こす可能性があり、使用薬剤にも注意が必要です。

❸薬物治療

薬物治療の代表はハロペリドール（**セレネース**®）です。消化器外科術後は絶飲食をしいられることも多いですが、せん妄治療薬のほとんどは内服薬で、注射薬はセレネース®しかありません。内服薬としては、クエチアピン（セロクエル®）はせん妄発症時の早期改善に有効とした報告があります[13]。内服薬の治療薬はセロクエル®しか使用できないわけではなく、p.154で前述した、ジプレキサ®、リスパダール®なども使用されます。ただし<mark>ジプレキサ®とセロクエル®は糖尿病患者では禁忌のため注意が必要</mark>です。

Point

セレネース®の使い方

　セレネース®は静注、筋注が可能ですが、静脈ルートがある場合は副作用出現リスクの少ない静注がベターです。今まさに不穏が強くすぐに効かせたい場合は、セレネース®1Aを生理食塩液20mLに溶解してワンショット静注します。

　よく勘違いされるのですが、セレネース®は過量投与しなければ呼吸抑制を起こすことはないので、注射速度を気にする必要はありません。効果がゆっくりでもよい場合は、セレネース®1Aを生理食塩液100mLに溶解して点滴します。ただセレネース®は鎮静効果が強くないため、セレネース®を投与しても効果がない、あるいはあまりにも不穏が強くすぐに寝かせたいという場合には、フルニトラゼパム（ロヒプノール®、サイレース®）やミダゾラム（ドルミカム®）を併用します。どちらも数秒〜数分で効果が現れますが、呼吸抑制の副作用があるため、呼吸状態は必ずモニタリングします。

④ 術後の尿閉

術後、尿道カテーテル抜去後に尿が出ないことはときどき遭遇するトラブルです。これは術後尿閉（postoperative urinary retention：POUR）といって、発生頻度は約3.8％[1]と報告されています。

1. POURの症状

尿道カテーテル抜去後、尿がまったく出ない、あるいは出にくい、1回量が少なく残尿感がある場合に尿閉を疑います。下腹部の不快感や痛み、下腹部圧迫により感じる尿意などの膀胱拡張症状は、自覚を伴わない場合も多く、600mL以上の尿がたまっていても61％の患者が症状を自覚しませんでした[2]。そのため==尿閉が疑われた場合は、残尿測定器で客観的評価を行う==のがよいでしょう。

▼残尿測定器の使い方

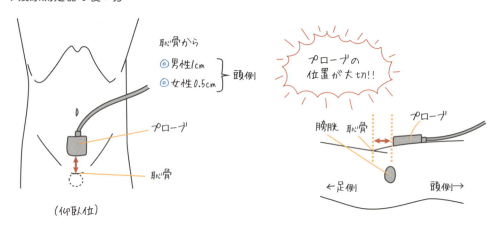

2. どんな人がなりやすい？

50歳以上になるとリスクは2.4倍になり、女性（2.9％）より男性（4.7％）が多いことから、==前立腺肥大症が原因の1つ==であると考えられています。

術式別では肛門直腸手術で1～52％と頻度が高く、==直腸術後==の尿閉は消化器外科領域では多く経験します。これは骨盤神経損傷が原因で、より低位での吻合や側方リンパ節郭清で多いとされています。

併存疾患は==糖尿病、脳卒中、神経疾患==などがリスクファクターになるとされています。

薬剤では==抗コリン薬（アタラックス®-Pなど）、βブロッカー（アーチスト®など）、αブロッカー（カルデナリン®など）==が膀胱の機能を妨げるとされています。

硬膜外鎮痛が尿閉を起こすとの考え方もありますが、じつはこれもまだ解明されていません。POURに関する190の論文をまとめた調査によると、全身麻酔17.2% vs 硬膜外鎮痛17.6%で有意差を認めませんでした。しかしPOURの評価は主観的なものが多く、定義を明確化したものに限定すると全身麻酔14.9% vs 硬膜外鎮痛20.5%で有意差を認めました。そのため、おそらく硬膜外鎮痛は尿閉を引き起こすだろうと考えられているのです。

　また、硬膜外鎮痛ではなくオピオイドの静脈内投与も膀胱機能に直接作用するため、尿閉を引き起こす可能性があると考えられています。

3. 看護師はどうする？

　POURが疑われた場合、まずは残尿測定器で膀胱にどれだけ尿がたまっているかを確認します。成人の膀胱容量は400～600mLなので、600mLを超える貯留があるのに自尿で出なければ尿閉と判断し、尿道カテーテルを再留置します。

Point

尿道カテーテル再留置後の対応

硬膜外鎮痛やオピオイドの静脈内投与が行われている場合
→それらが終了してから尿道カテーテルを再び抜去するとよいでしょう。

直腸がん術後の骨盤神経損傷による尿閉の場合
→自己導尿が必要になることも多く、泌尿器科にコンサルトするのがよいでしょう。

前立腺肥大症の薬を服用している場合
→内服を再開してから尿道カテーテルを抜去するのがよいでしょう。

5 術後のAF

それまで洞調律（サイナスリズム）だった患者が、術後に突然心房細動（AF）になることがあります。これを術後心房細動（postoperative atrial fibrillation：**POAF**）といいます。多くは頻脈性のAFで発作性心房細動（paroxysmal atrial fibrillation：**PAF**）ともいわれます。

慢性的なAFは脳梗塞や心不全が増加することが知られていますが、POAFは一過性がほとんどなので以前はあまり問題視されていませんでした。しかし最近の報告では、POAFは脳梗塞の増加[1]、周術期の死亡率の上昇、さらに退院後の予後も悪化させる可能性が指摘されています[2]。

> **AF？ Af？**
>
> 私が看護学生のころは、Fが大文字のAFといえば心房粗動のことで、心房細動は"Af"、つまり「fは小文字」と教えられました。最近は「心房細動＝AF（atrial fibrillation）、心房粗動＝AFL（atrial flutter）」と書きます。いつからそうなったのかわかりませんが、「エーエフ」と耳にしたときにどちらかわからないため変わったようです。

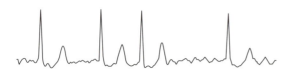

1. POAFの特徴

心臓血管外科手術後が圧倒的に多いですが、消化器外科手術後にもときどき起こります。==POAFは術後2日目に最も多く発症し、多くは自然に洞調律に戻ります。==出現から2時間以内に15〜30％が、24時間以内に80％以上が、術後6〜8週間以内には90％以上が洞調律に戻ると報告されています[3]。

2. POAFが起こったら看護師はどうする？

POAFの多くは頻脈や動悸で発見されることが多いです。心電図モニターを装着していない場合は装着し、そこでPOAFを判断します。まずは循環動態が安定しているかを観察します。

（Memo：顔面蒼白や冷汗を伴う）

心拍数150/分以上、血圧80mmHg以下でショック状態や肺水腫といった不安定な場合は、電気ショックによる除細動の適応になるので、すぐに医師に報告します。

（Memo：SpO₂低下や呼吸困難を伴う）

医師が到着するまでに十二誘導心電図をとっておくとよいでしょう。

　循環動態が安定している場合は急ぐ必要はありません。AFの治療には、レートコントロール（心拍数を下げる）、リズムコントロール（洞調律に回復させる）、抗凝固（脳梗塞予防）があります。POAFは一過性のものなので、リズムコントロールはあまり行われません。心拍数が高い場合にはレートコントロールを行います。というのも AF中に心拍数130/分以上が持続すると、左室の拡張不全からうっ血性心不全を起こすことがある からです。そのためAF中の心拍数は130/分以下に抑える必要があります。どれくらいに低下させればよいかですが、心拍数80/分と110/分を比較した臨床研究で、どちらも自覚症状や有害事象、心不全の重症度は変わりなかったことから、110/分程度でよいとされています[4]。 POAF発症後48時間以上経過してもなお AFが持続する場合には、抗凝固療法を併用します。

Point

抗不整脈薬の使い方

　POAFの心拍数コントロールには、ベラパミル（ワソラン®）がよく使われます。ワソラン®1A（5mg）を生理食塩液100mLで溶解して30分で点滴、あるいは1Aを生理食塩水20mLで溶解して5分かけてゆっくりと静注します。

　後者の場合は、医師がモニターを見ながら行い、目標の心拍数に落ち着いたら中止することが多いと思います。というのも抗不整脈薬は不整脈を惹起するために、必要以上の投与は避けるべきと考えられているからです。他に低血圧の副作用もあるため、いずれにしても心電図モニター監視と頻回な血圧測定は必須です。ちなみにワソラン®は5分で約5割に、10分で約8割に効果が現れます。

[術後の発熱] 文献

1）Young P, Saxena M, Bellomo R, et al; for the HEAT Investigators and the Australian and New Zealand Intensive Care Society Clinical Trials Group. Acetaminophen for fever in critically ill patients with suspected infection. *N Engl J Med* 2015；373：2215-2224.

2）Lee BH, Inui D, Suh GY, et al; Fever and Antipyretic in Critically ill patients Evaluation (FACE) Study Group. Association of body temperature and antipyretic treatments with mortality of critically ill patients with and without sepsis: multi-centered prospective observational study. *Crit Care* 2012；16：R33.

[" 痛がり " の患者] 文献

1）Ong CK, Seymour RA, Lirk P, et al. Combining paracetamol (acetaminophen) with nonsteroidal anti-inflammatory drugs: a qualitative systematic review of analgesic efficacy for acute postoperative pain. *Anesth Analg* 2010；110：1170-1179.

[術後せん妄] 文献

1）Bekkar AY, Weeks EJ. Cognitive function after anaesthesia in the elderly. *Best Pract Res Clin Anaesthesiol* 2003；17：259-272.

2）Saczynski JS, Marcantonio ER, Quach L, et al. Cognitive trajectories after postoperative delirium. *N Engl J Med* 2012；367：30-39.

3）Chaput AJ, Bryson GL. Postoperative delirium: risk factors and management: continuing professional development. *Can J Anaesth* 2012；59：304-320.

4）Deiner S, Silverstein JH. Postoperative delirium and cognitive dysfunction. *Br J Anaesth* 2009；103（Suppl 1）：i41-i46.

5）Inouye SK, Bogardus ST Jr, Charpentier PA, et al. A multicomponent intervention to prevent delirium in hospitalized older patients. *N Engl J Med* 1999；340：669-676.

6）Kalisvaar KJ, de Jonghe JF, Bogaards MJ, et al. Haloperidol prophylaxis for elderly hip-surgery patients at risk for delirium: a randomized placebo-controlled study. *J Am Geriatr Soc* 2005；53：1658-1666.

7）Larsen KA, Kelly SE, Stern TA, et al. Administration of olanzapine to prevent postoperative delirium in elderly joint-replacement patients: a randomized, controlled trial. *Psychosomatics* 2010；51：409-418.

8）Prakanrattana U, Prapaitrakool S. Efficacy of risperidone for prevention of postoperative delirium in cardiac surgery. *Anaesth Intensive Care* 2007；35：714-719.

9）Hatta K, Kishi Y, Wada K, et al. Preventive effects of ramelteon on delirium: a randomized placebo-controlled trial. *JAMA Psychiatry* 2014；71：397-403.

10）Hatta K, Kishi Y, Wada K, et al; DELIRIA-J Group. Preventive effects of suvorexant on delirium: a randomized placebo-controlled trial. *J Clin Psychiatry* 2017；78：e970-e979.

11）Robinson S, Vollmer C, Jirka H, et al. Aging and delirium: too much or too little pain medication? *Pain Manag Nurs* 2008；9：66-72.

12）Leung JM, Sands LP, Paul S, et al. Does postoperative delirium limit the use of patient-controlled analgesia in older surgical patients? *Anesthesiology* 2009；111：625-631.

13）Hawkins SB, Bucklin M, Muzyk AJ. Quetiapine for the treatment of delirium. *J Hosp Med* 2013；8：215-220.

[術後の尿閉] 文献

1）Baldini G, Bagry H, Aprikian A, et al. Postoperative urinary retention: anesthetic and perioperative considerations. *Anesthesiology* 2009；110：1139-1157.

2）Pavlin DJ, Pavlin EG, Fitzgibbon DR, et al. Management of bladder function after outpatient surgery. *Anesthesiology* 1999；91：42-50.

[術後の AF] 文献

1）Gialdini G, Nearing K, Bhave PD, et al. Perioperative atrial fibrillation and the long-term risk of ischemic stroke. *JAMA* 2014；312：616-622.

2）Borde D, Gandhe U, Hargave N, et al. Prediction of postoperative atrial fibrillation after coronary artery bypass grafting surgery: is CHA_2DS_2 -VASc score useful? *Ann Card Anaesth* 2014；17：182-187.

3）大石悠太，渡辺重行：術後の心房細動（POAF）．レジデントノート 2016；18（5）：185-190.

4）Van Gelder IC, Groenveld HF, Crijns HJ, et al; RACE II Investigators. Lenient versus strict rate control in patients with atrial fibrillation. *N Engl J Med* 2010；362：1363-1373.

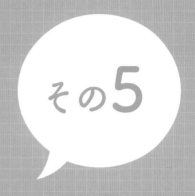

消化器外科でよく使う
薬

看護師は、薬を実際に患者さんに投与する役割を担っています。
医師が間違った処方をして看護師がその指示どおり投与したとしても、
最終的に投与した看護師にも責任が生じる場合があります。
薬のことをもっと知りましょう。
でも、忙しい臨床では処方された薬すべてを
詳しく調べることが難しいときもあります。
ここでは消化器外科でよく使用する薬について、
目的や注意点を中心にまとめているので、ぜひご活用ください。

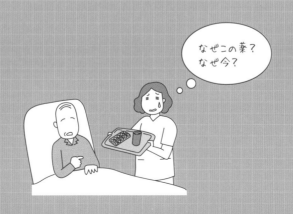

商品名	一般名	効果	主な使用目的	特徴・注意点
消化管を動かす薬				
ガスモチン®	モサプリドクエン酸塩	胃十二指腸と大腸の動きを促進する	イレウス予防・治療胃排泄遅延の治療	・重大な副作用として劇症肝炎、肝機能障害、黄疸がある（いずれも 0.1%未満）
パントシン®	パンテチン	消化管の蠕動を促進する	イレウス予防・治療	・1回1Aを1日1〜2回静注する。必ずしも溶解して点滴する必要はない
胃酸を抑える薬				
［H₂ブロッカー］				
ガスター®	ファモチジン	胃酸の分泌を抑制する	胃潰瘍予防・治療	・胃酸分泌抑制はPPIのほうが強力 ・せん妄の副作用がある
［PPI］				
オメプラール®	オメプラゾール	胃酸の分泌を抑制する	胃潰瘍予防・治療	・4つの薬剤は注射剤やOD錠の有無、用量などに違いはあるが、大差はない
タケプロン®	ランソプラゾール			
ネキシウム®	エソメプラゾール			
パリエット®	ラベプロゾール			
［P-CAB（新しいPPI）］				
タケキャブ®	ボノプラザンフマル塩酸	胃酸の分泌を抑制する	胃潰瘍予防・治療	・従来のPPIの弱点が解消されている（早く効き、個人差が少ない）が、値段が高い
胃粘膜を保護する薬				
セルベックス®	テプレノン	胃粘液の増加胃粘膜の血流を増加	NSAIDs潰瘍予防としてNSAIDsと併用する	・術後に鎮痛薬を頻繁に使用する患者はNSAIDsと併用しておくと安全
ムコスタ®	レバミピド			
吐き気止め				
ナウゼリン®	ドンペリドン	消化管運動促進制吐作用	悪心嘔吐の治療	・錐体外路症状が起こりにくい（パーキンソン病患者でも使いやすい） ・坐剤と経口薬しかないため消化器外科術後のPONVでは使いづらい

商品名	一般名	効果	主な使用目的	特徴・注意点
プリンペラン®	メトクロプラミド	上部消化管の蠕動促進 制吐作用	術後悪心嘔吐の治療	・注射薬では投与終了直後より効果が発現 ・副作用に錐体外路症状が起こりやすい（パーキンソン病患者に使いにくい）

下剤

［緩下剤］

商品名	一般名	効果	主な使用目的	特徴・注意点
マグミット® マグラックス®	酸化マグネシウム	腸管内の浸透圧を高くし、腸管内に水分を呼び込み、便を軟化させる	術後イレウス予防 排便コントロール	・大腸がん術後ではイレウス予防にルーチンで使用することが多い
モニラック®	ラクツロース		排便コントロール	・酸化マグネシウムと比べて吸収されにくい

［刺激性下剤］

商品名	一般名	効果	主な使用目的	特徴・注意点
アローゼン®	センナ	大腸の蠕動を促進する	術前腸管処置 排便コントロール バリウム排泄	・作用発現は8〜12時間
ヨーデル®	センナエキス			
プルゼニド®	センノシド			・作用発現は8〜10時間
ラキソベロン®	ピコスルファートナトリウム水和物			・作用発現は7〜12時間

［坐薬］

商品名	一般名	効果	主な使用目的	特徴・注意点
新レシカルボン®坐剤	炭酸水素ナトリウム・無水リン酸二水素ナトリウム坐剤	腸内で炭酸ガスを発生させて、腸蠕動を促進する	排便コントロール	・作用発現は約18分

［浣腸薬］

商品名	一般名	効果	主な使用目的	特徴・注意点
グリセリン浣腸	グリセリン	腸管壁の水分吸収によって腸蠕動の促進と便を軟化させる	術前の腸管処置 排便コントロール	・作用発現は直後〜15分

下痢止め

商品名	一般名	効果	主な使用目的	特徴・注意点
アドソルビン®	天然ケイ酸アルミニウム	アルミニウムが腸管で水分や有害物質を吸着することで、ゆるやかに下痢が止まる	下痢止め	・腎機能障害ではアルミニウムが蓄積されやすいため禁忌

消化管を動かす

胃酸を抑える

胃粘膜を保護する

吐き気止め

下剤

下痢止め

整腸薬

鎮痛薬

漢方薬

痔の薬

内視鏡の前処置

内視鏡の鎮静

商品名	一般名	効果	主な使用目的	特徴・注意点
タンナルビン	タンニン酸アルブミン	炎症を抑え、腸蠕動も抑える	下痢止め	・感染性の下痢は禁忌 ・鉄剤とは併用禁忌 ・ロペミン®との併用も注意
ポリフル®	ポリカルボフィル カルシウム	腸管内で水分を吸収保持し、便の硬さをほどよくして便通を整える 下痢と便秘の両方に効果がある	過敏性腸症候群の治療	・コップ1杯の水で服用する（喉でつかえると膨張して食道を閉塞させる可能性があるため）
コロネル®				
ロペミン®	ロペラミド塩酸塩	強力な下痢止め、腸蠕動を抑制する作用がある	下痢止め	・感染性の下痢が疑われる場合は禁忌 ・副作用でイレウスになることがある

整腸薬

商品名	一般名	効果	主な使用目的	特徴・注意点
ミヤBM®	酪酸菌	腸内細菌叢の改善	下痢や便秘の改善	・ラックビー®Rと同じく抗菌薬に耐性がある
ラックビー® 微粒N ビオフェルミン®	ビフィズス菌	腸内細菌叢の改善	下痢や便秘の改善	・抗菌薬投与中はラックビー®RやミヤBM®に変更する
ラックビー®R ビオフェルミンR®	耐性乳酸菌	腸内細菌叢の改善	抗菌薬による下痢予防・治療	・ラックビー®Rは抗菌薬に耐性のある菌なので、抗菌薬投与中に使用する

鎮痛薬

商品名	一般名	効果	主な使用目的	特徴・注意点
アセリオ®	アセトアミノフェン（静注）	鎮痛作用 解熱作用	鎮痛 解熱	・15分で投与する（1000mgでも500mgでも15分） ・効果発現は15分、持続時間は4〜6時間、投与間隔は4〜6時間、1日最大4000mg ・発熱に対して使用する場合は皮膚血流を増加させ血圧低下に注意
カロナール® コカール®	アセトアミノフェン（内服）			・効果発現は15〜60分、持続時間は4〜6時間、投与間隔は4〜6時間

商品名	一般名	効果	主な使用目的	特徴・注意点
ペンタジン® ソセゴン®	ペンタゾシン	鎮痛作用	鎮痛	・効果発現は 15 ～ 20 分、持続時間は 3 ～ 4 時間、投与間隔は 3 ～ 4 時間 ・1 か月を超える長期投与で依存性の問題あり
ボルタレン®	ジクロフェナク ナトリウム	抗炎症作用 鎮痛作用 解熱作用	鎮痛 解熱	・坐剤での効果発現は平均 30 分、持続時間は平均 5 時間
レペタン®	ブプレノルフィン塩酸塩	鎮痛作用	鎮痛	・効果発現は 20 分、持続時間は 0.2mg で 11 時間、0.3mg で 14 時間、投与間隔は 6 ～ 8 時間
ロキソニン®	ロキソプロフェンナトリウム水和物	抗炎症作用 鎮痛作用 解熱作用	鎮痛 解熱	・効果発現は 15 ～ 60 分、持続時間は 5 ～ 7 時間、次回服用時は 4 ～ 6 時間は空けるようにする
ロピオン®	フルルビプロフェン アキセチル	抗炎症作用 鎮痛作用 解熱作用	鎮痛	・1 分以上かけて投与する（投与速度を速くすると血圧、心拍数が上昇） ・効果発現・持続時間は 30 ～ 240 分（動物実験） ・投与時はフィルターを通さないこと（脂肪乳剤を含有しているためフィルターの目詰まりを起こしてしまう）
漢方薬				
<ruby>大建中湯<rt>だいけんちゅうとう</rt></ruby>		腸蠕動促進 腸管血流改善 抗炎症	術後イレウス予防・治療	・1 日 6 包が基本 ・人参、山椒、生姜、水飴からできている。においはわずかで、辛味がある
<ruby>抑肝散<rt>よくかんさん</rt></ruby>		抗不安 攻撃性抑制 睡眠障害改善	せん妄予防・治療	・特異なにおいがあり、味はわずかに甘くて渋い
<ruby>六君子湯<rt>りっくんしとう</rt></ruby>		胃腸の蠕動促進 食欲増進	胃腸の蠕動低下 食欲低下の改善	・においがあり、味が甘く苦い

消化管を動かす

胃酸を抑える

胃粘膜を保護する

吐き気止め

下剤

下痢止め

整腸薬

鎮痛薬

漢方薬

痔の薬

内視鏡の前処置

内視鏡の鎮静

商品名	一般名	効果	主な使用目的	特徴・注意点
痔の薬				
強力ポステリザン（軟膏）	大腸菌死菌浮遊液・ヒドロコルチゾン	局所感染防止 肉芽形成促進 抗炎症	痔核の症状緩和（出血、痛み、腫れ、痒み） 肛門手術後の創傷治癒促進	・「強力」とはステロイドが入っていることからきている
内視鏡の前処置で使う薬				
ガスコン®	ジメチコン	胃粘液除去 胃腸のガスを消す	胃、大腸内視鏡前の準備	・胃内視鏡は15〜50分前に、大腸内視鏡ではニフレック®服用前や服用中に内服する
グルカゴンGノボ	グルカゴン	消化管運動抑制	胃、大腸内視鏡前の準備	・ブスコパン®の使用禁忌時に使用することが多い
ニフレック® ムーベン®	電解質配合剤	腸管内容物の排除	大腸内視鏡前の準備	・便が透明になった時点で中止する
ブスコパン®	ブチルスコポラミン臭化物	消化管運動抑制 唾液減少	胃、大腸内視鏡前の準備	・緑内障、前立腺肥大症、心不全・不整脈患者では禁忌
プロナーゼ® MS	プロナーゼ	胃粘液の除去	胃内視鏡前の準備	・胃内視鏡の15〜30分前に内服する ・胃内出血やその疑いがある場合は禁忌
ミンクリア®	l（エル）−メントール	胃蠕動運動抑制	胃内視鏡前の準備	・ブスコパン®もグルカゴンも使えない場合に使用する ・大腸は適応外
内視鏡の鎮静で使う薬				
オピスタン®	ペチジン塩酸塩	鎮痛作用	内視鏡時の鎮痛	・ナロキソンで拮抗
セルシン® ホリゾン®	ジアゼパム	鎮静作用	内視鏡時の鎮静	・アネキセート®で拮抗
ドルミカム®	ミダゾラム			・アネキセート®で拮抗

※上記情報は2018年3月現在。薬剤は原則、添付文書をもとに使用するが、臨床上適応外で使用する場合もある

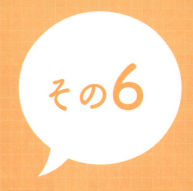

消化器外科でよく使う
用語・略語

医療業界は英語やドイツ語、略語だらけですが、
消化器外科も例外ではありません。
医療者どうしの会話で略語を使うことは多々あります。
何となく使うのではなく、きちんと意味は知っておきましょう。

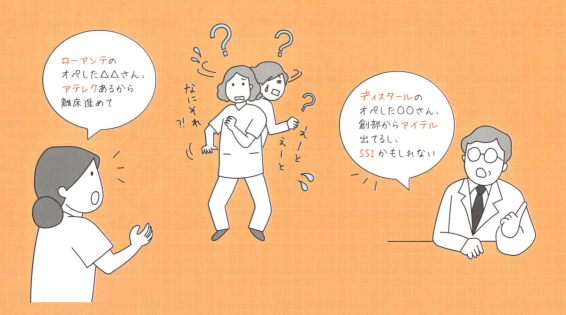

［よく使う用語］

	用語	語源	意味	補足
ア	アイテル	● eiter	膿	eiter はドイツ語。英語では pus（パス）
	アジュバント	● adjuvant	補助化学療法	主に手術の後の補助化学療法を指す。術前補助化学療法は「ネオアジュバント」という
	アッペ	● appendicitis	虫垂炎	
	アテレク	● atelectasis	無気肺	
	アブセス	● abscess	膿瘍	
イ	イレオストミー	● ileostomy	回腸ストーマ	
	インオペ	● inoperable（inoperative）	手術不能	
ウ	ウィーニング	● weaning	離脱	呼吸器やカテコラミン、酸素などを減量していくこと
	ウロストミー	● urostomy	尿路ストーマ	回腸導管と尿管皮膚瘻のこと
エ	エッセン	● essen	食事	
	エピ、エピドラ	● epidural anesthesia	硬膜外麻酔	商品名のサーフローやインサイト、ジェルコなどと呼ばれることもある
	エラスター	● elaster	プラスチックの静脈内留置針	
	エント	● entlassen	退院	
オ	オストメイト	● ostomate	ストーマ保有者	
カ	ガストロ	● gastrographin	ガストログラフィン	水溶性の消化管造影剤
	カテラン	● cattelan needle	カテラン針	腹腔や胸腔の試験穿刺など深部の穿刺時に用いる長い注射針のこと
キ	キャビティ	● cavity	空間	囲まれた空間という意味。縫合不全や腹腔内膿瘍のときにドレナージの対象となる
ケ	ケモ	● chemo therapy	化学療法	
	ケモラジ	● chemoradiation therapy：CRT	化学放射線療法	化学療法と放射線療法を併用すること
コ	コート	● kot	便	
	コロストミー	● colostomy	結腸ストーマ	
	コロン	● colon	結腸	

●英語　●ドイツ語

用語	語源	意味	補足
コンタミ	● contamination	汚染	主に血培のときに誤って皮膚常在菌が混入することをいう。コンタミの可能性があるため血培は2セットとる
ジギタール	● digital examination	直腸診	
シーラス	● serous	漿液性	ドレーン排液の記載でよく見かける
シルス	● SILS：single incisional laparoscopic surgery	単孔式の腹腔鏡手術のこと	1つの小切開創のみで行う手術のこと
ステル、ステルベン	● sterben	死亡	ゼクツィオーンと発語する。病理解剖を指すことが多い
ゼク	● sektion	解剖	
タキル	● tachycardia	頻脈	
ダビンチ	手術支援ロボットのda vinci®（ダ・ヴィンチ）のこと		5％ブドウ糖のことを「ゴプロツッカー」と呼ぶが、プロは「prozent（プロツェント）」で％のこと
ツッカー	● zucker	ブドウ糖	
ディスタール	● distal gastrectomy：DG	幽門側胃切除	distal は遠位という意味
ディッセミ	● dissemination	腹膜播種	dissemination は種をまくという意味で、医学的には腹膜播種のこと
デブリ	● debridement	デブリードマン、デブリードメント	創部の壊死組織などを除去すること
トタール	● total gastrectomy：TG	胃全摘	total は全部という意味
ナート	● naht	縫合	
ニボー	● niveau	鏡面像	立位の腹部レントゲンで、腸管に腸液とガスがたまるとガスが上、腸液が下にある様子。ニボー像があればイレウス
ネオアジュバント	● neoadjuvant chemotherapy：NAC	術前補助化学療法	
ネクル	● necrosis	壊死	
ハイアンテ	● high anterior resection：HAR	高位前方切除術	「ハイポちょうだい」と言われたらハイポアルコールのことなので注意
ハイポ	● hypovolemia	血管内脱水	

用語	語源	意味	補足
バリックス	● varix	静脈瘤	食道静脈瘤も下肢静脈瘤も「バリックス」と略されるので注意
ハルン	● harn	尿	
パンペリ	● panperitonitis	汎発性腹膜炎	
プレメディ	● premedication	前投薬	主に麻酔前投薬を指すことが多く、最近はプレメディを行わないので、めっきり聞かなくなった
プンク	● puncture	穿刺	主に液だまりなどを注射針で抜くこと
ヘモ	● hemorrhoid	痔核	
ポリペク	● polypectomy	内視鏡的ポリープ切除術	
マンマ	● mamma	乳房	乳がんを指すことが多い
ムンテラ	● mund「口」+ ● therapie「治療」の造語	病状説明	最近はインフォームドコンセント(IC)という言葉が使われる
ラパタン	● laparoscopic cholecystectomy	腹腔鏡下胆嚢摘出術	「ラパコレ」ともいう
ラパロ	● laparoscope	腹腔鏡	
リオペ	● reoperation	再手術	
ローアンテ	● low anterior resection：LAR	低位前方切除術	
ワゴル	● vagovagal reflex	迷走神経反射	
ワッサー	● wasser	蒸留水	ドイツ語で水という意味

フ
ヘ
ポ
マ
ム
ラ
リ
ロ
ワ

その❻ 用語・略語

［よく使う略語］

用語	語源	意味	補足
A AKI	acute kidney injury	急性腎障害	
AMI	acute myocardial infarction	急性心筋梗塞	
AP	angina pectoris	狭心症	
APC	argon plasma coagulation	アルゴンプラズマ凝固法	消化管出血を電流で灼いて止血することなどに使われる
APR	abdominoperineal resection	腹会陰式直腸切除術	マイルズ手術のこと
B B-RTO	balloon-occluded retrograde transvenous obliteration	バルーン下逆行性経静脈的塞栓術	胃静脈瘤に対して行われる治療で、アンギオで静脈瘤まで到達し、硬化剤で静脈瘤を固める方法
C CD	clostridium difficile	クロストリジウム・ディフィシル	偽膜性腸炎の原因菌
CD	Crohn's disease	クローン病	
CF	colono fiberscopy	大腸内視鏡	CS と同じ意味
CK	colon krebs	大腸がん	colon は英語、krebs はドイツ語なので変な略語ではある
CKD	chronic kidney disease	慢性腎臓病	
CI	cerebral infarction	脳梗塞	BI（brain Infarction）と略すこともある
CRBSI	catheter-related blood stream infection	カテーテル関連血流感染症	CVC の感染のこと
CRT	chemoradiation therapy	化学放射線療法	トリアージに使う capirally refill time（爪を圧迫して色が戻る時間をみる）も CRT と略される
CS	colono scopy	大腸内視鏡	CF と同じ意味
CVC	central venous catheter	中心静脈カテーテル	単に CV といわれることも多い

	用語	語源	意味	補足
D	DGE	delayed gastric emptying	胃排泄遅延	点滴で胆汁中に排泄されるヨード造影剤の投与を行った後にCTを撮影し、胆嚢や胆管を詳しく調べる検査
	DIC-CT	drip infusion cholangiographic-computed tomography	CT胆道造影	
	DM	diabetes mellitus	糖尿病	
	DVT	deep vein thrombosis	深部静脈血栓症	
E	EBD	endoscopic biliary drainage	内視鏡的胆道ドレナージ	ERBDと同じ意味
	EGDS	esophagogastroduodenoscopy	食道胃十二指腸内視鏡	上部消化管内視鏡のこと。EGDと略すことも。GIFと同じ意味
	EIS	endoscopic injection sclerotherapy	内視鏡的硬化療法	内視鏡＋X線透視下で、静脈瘤内や周囲の血管に硬化剤を注入する
	EK	esophageal krebs	食道がん	esophagealは英語、krebsはドイツ語
	EMR	endoscopic mucosal resection	内視鏡的粘膜切除術	
	EMS	endoscopic metallic stent	内視鏡的金属ステント	
	EN	enteral nutrition	経腸栄養	
	ENBD	endoscopic nasobiliary drainage	内視鏡的経鼻胆道ドレナージ	
	ERAS	enhanced recovery after surgery	術後回復力強化	
	ERBD	endoscopic retrograde biliary drainage	内視鏡的逆行性胆道ドレナージ	EBDと同じ意味
	ERCP	endoscopic retrograde cholangiopancreatography	内視鏡的逆行性胆道膵管造影	
	ESD	endoscopic submucosal dissection	内視鏡的粘膜下層剥離術	
	EST	endoscopic sphincterotomy	内視鏡的乳頭括約筋切開	
	EUS	endoscopic ultrasonography	超音波内視鏡	内視鏡を使って消化管の中から超音波検査を行う

その❻ 用語・略語

	用語	語源	意味	補足
	EUS-FNA	endoscopic ultrasound-guided fine needle aspiration	超音波内視鏡ガイド下穿刺吸引法	消化管外や粘膜下病変を採取し、膵臓がんや胃、十二指腸の粘膜下腫瘍の診断に用いられる
	EVL	endoscopic variceal ligation	内視鏡的静脈瘤結紮術	内視鏡で静脈瘤を輪ゴムで止める
G	GER	gastroesophageal reflux	胃食道逆流	GERD（Dはdisease）だと胃食道逆流症
	GIF	gastrointestinalfiberscopy	上部消化管内視鏡	EGDSと同じ意味
	GIST	gastrointestinal stromal tumor	消化管間質腫瘍	
H	HALS	hand-assisted laparoscopic surgery	用手補助腹腔鏡下手術	
	HAR	high anterior resection	高位前方切除術	
	HBV	hepatitis B virus	B型肝炎ウイルス	
	HCC	hepatocellular carcinoma	肝細胞がん	
	HCV	hepatitis C virus	C型肝炎ウイルス	
	HT	hypertension	高血圧	
I	IBD	inflammatory bowel disease	炎症性腸疾患	クローン病と潰瘍性大腸炎のこと
	IC	informed consent	説明と同意	ムンテラと同じ意味で使われることが多い
	ICG	indocyanine green	インドシアニングリーン試験	肝機能の判定に用いる
	ISR	intersphincteric resection	内肛門括約筋切除術	
	IVH	intravenous hyperalimentation	中心静脈栄養	TPNと同じ意味。最近はTPNと呼ばれることが多い
	IV-PCA	intravenous patient-controlled analgesia	経静脈的自己調節鎮痛法	
L	LC	liver cirrhosis	肝硬変	

173

用語	語源	意味	補足
LDG	laparoscopic distal gastrectomy	腹腔鏡下幽門側胃切除術	
LPG	laparoscopic proximal gastrectomy	腹腔鏡下噴門側胃切除術	
LTG	laparoscopic total gastrectomy	腹腔鏡下胃全摘術	
M MK	magenkrebs	胃がん	magen も krebs もドイツ語
MMK	mammakrebs	乳がん	mamma は英語、krebs はドイツ語
MRCP	magnetic resonance cholangiopancreatography	MR胆管膵管造影	ERCP と比べると非侵襲的に胆管膵管の造影検査が行える。検査 30 分前に造影剤（胃、十二指腸を黒く造影して、胆管、膵管を見えやすくするため）を内服する
N NSAIDs	non-steroidal anti-inflammatory drugs	非ステロイド性抗炎症薬	
NPWT	negative pressure wound therapy	陰圧閉鎖療法	VAC 療法とも呼ばれている
P PCA	patient controlled analgesia	自己調節鎮痛法	
PCEA	patient-controlled epidural analgesia	硬膜外自己調節鎮痛法	
PD	pancreaticoduodenectomy	膵頭十二指腸切除術	
PD	peritoneal dialysis	腹膜透析	
PE	pulmonary embolism	肺血栓塞栓症	
PEG	percutaneous endoscopic gastrostomy	経皮内視鏡的胃瘻造設術	胃瘻から挿入したチューブの先端を十二指腸や空腸に置くこと
PEG-J	percutaneous endoscopic gastro-jejunostomy	経胃瘻的空腸瘻	
PEIT	percutaneous ethanol injection therapy	経皮的エタノール注入療法	超音波や CT ガイド下で経皮的に肝がんを穿刺し、エタノールを注入して腫瘍を壊死させる方法。最近は PEIT よりも RFA が主流
PICC	peripherally inserted central catheter	末梢挿入式中心静脈カテーテル	
PK	pankreaskrebs	膵臓がん	pankreas も krebs もドイツ語

その❻ 用語・略語

用語	語源	意味	補足
PPPD	pylorus-preserving pancreaticoduodenectomy	幽門輪温存膵頭十二指腸切除術	
PTAD	percutaneous transhepatic abscess drainage	経皮経肝膿瘍ドレナージ	
PTCD	percutaneous transhepatic cholangio drainage	経皮経肝胆管ドレナージ	
PTEG	percutaneous trans-esophageal gastro-tubing	経皮経食道胃管挿入術	首に穴を開け食道を通してチューブを胃内などに置くこと
PTGBA	percutaneous transhepatic gallbladder aspiration	経皮経肝胆嚢吸引穿刺法	
PTGBD	percutaneous transhepatic gallbladder drainage	経皮経肝胆嚢ドレナージ	
PVC	peripheral venous catheter	末梢静脈カテーテル	
Ⓡ RFA	radiofrequency ablation	経皮的ラジオ波焼灼療法	超音波やCTガイド下で経皮的に肝がんを穿刺し、ラジオ波で腫瘍を凝固する。最近はPEITよりもRFAが主流
RK	rektumkrebs	直腸がん	rektumもkrebsもドイツ語
RT	radiation therapy	放射線療法	
Ⓢ SAH	subarachnoid hemorrhage	クモ膜下出血	読み方は「ザー」ではなく「エスエーエイチ」が正しい
SILS	single incision laparoscopic surgery	単孔式腹腔鏡下手術	TANKO（単孔）とも呼ぶ
SMA	superior mesenteric artery	上腸間膜動脈	
SMV	superior mesenteric vein	上腸間膜静脈	
SSI	surgical site infection	手術部位感染	
SSPPD	subtotal stomach-preserving pancreaticoduodenectomy	亜全胃温存膵頭十二指腸切除術	
Ⓣ TACE	transcatheter arterial chemoembolization	肝動脈化学塞栓療法	TAEに加えて抗がん剤を注入する方法。最近はTACEが主流

用語	語源	意味	補足
TAE	transcatheter arterial embolization	肝動脈塞栓術	血管造影下で肝がんに栄養を与える動脈を塞栓することで肝がんを壊死させる方法
TAPP	transabdominal pre-peritoneal repair	腹腔鏡下鼠径ヘルニア修復術で用いられる方法で経腹的到達法	
T & S	type & screen	タイプ・アンド・スクリーン	p.6に説明あり
TEP	totally extra-peritoneal repair	腹腔鏡下鼠径ヘルニア修復術で用いられる方法で腹膜外到達法	
TPHA	treponema pallidum hemagglutination test	梅毒トレポネーマ・パリダム感作血球凝集テスト	
TPN	total parenteral nutrition	中心静脈栄養	IVHと同じ意味。最近はTPNのほうがよく使われる
UC	ulcerative colitis	潰瘍性大腸炎	
US	ultrasonography	超音波検査	
UTI	urinary tract infection	尿路感染症	
VATS	video assisted thoracic surgery	胸腔鏡下手術	

わたしの勉強法

　看護師になって1～3年目までは、消化器外科看護の専門雑誌を定期購読していました。5年目ぐらいになると看護師向けでは物足りなくなってきて、医師向けの本や雑誌でも勉強するようになりました。

　医師向けというと格好つけていると思われるかもしれませんが、医師の思考過程を知ることができるので、看護にも活かすことができます。特に研修医向けの本や雑誌はわかりやすく書かれていて、おすすめです。

　勉強したらしっかりとノートにまとめること。私は手書きではなく、修正や追加がしやすいパソコン派です。プリントアウトして1冊にファイリングしています。

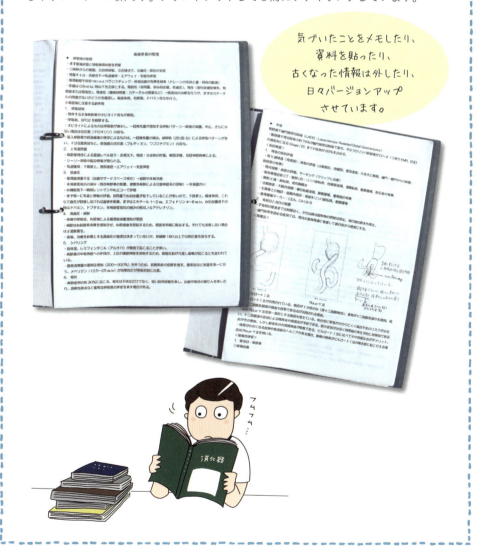

気づいたことをメモしたり、資料を貼ったり、古くなった情報は外したり、日々バージョンアップさせています。

索引

和文

あ

アシドーシス ·················· 5
アセトアミノフェン ·· 36, 70
亜全胃温存膵頭十二指腸切除
························· 121
アルカローシス ·············· 5
アルタ療法 ·············· 115
アンギオ ···················· 84

い

胃拡張 ······················· 77
胃がん ······················· 74
胃管再建 ···················· 98
意識 ························· 81
胃全摘 ······················· 76
痛み ························· 17
一次閉鎖創 ·················· 40
1日必要エネルギー量 ····· 43
イレウス 46, 58, 81, 96, 118
イレウス管 ·················· 96
胃瘻 ······················· 140
胃瘻カテーテル ··········· 140
飲水開始 ··············· 82, 94
インスリン ·················· 63
インスリン抵抗性 ··········· 56
インセンティブスパイロメト
リー ················· 69, 102
咽頭麻酔 ···················· 130
インドシアニングリーン ··· 121
イントロデューサー法 ······ 142

う

ウィンスロー孔 ············· 22
うっ血性心不全 ············ 159

え

エアリーク ················ 100
永久ストーマ ··············· 89
栄養管理 ····· 43, 59, 102, 106
栄養投与経路 ··············· 43
壊死組織 ···················· 42
嚥下障害 ··················· 107
嚥下リハビリテーション
························· 107
炎症期 ······················ 42

お

悪寒戦慄 ··················· 148
悪心・嘔吐 ········ 13, 17, 57
オピオイド ·············· 37, 59

か

外痔核 ····················· 115
回腸ストーマ ··············· 54
開放式ドレーン ············· 20
覚醒 ··················· 16, 81
過剰輸液 ···················· 58
ガストログラフィン ·········· 83
活性化部分トロンボプラスチ
ン時間 ······················ 5
合併症 ················ 83, 109
カテーテル関連血流感染
························· 148
カバーリングストーマ ····· 88
下部直腸がん ··············· 90
カルシウム拮抗薬 ··········· 61
換気能 ······················· 5
肝機能検査 ··················· 4
間欠的空気圧迫法 ··········· 31

き

監査 ························· 59
肝切除術 ··················· 120
感染症 ············· 4, 6, 149
感染性合併症 ··············· 63
浣腸 ··················· 80, 93
陥頓 ······················· 113

気管支喘息 ·················· 68
気管切開 ··················· 104
気管挿管 ···················· 10
気胸 ············· 2, 100, 139
喫煙 ························· 68
逆流性食道炎 ··············· 74
逆行性感染 ·················· 25
急性腎障害 ········ 18, 63, 70
急性膵炎 ··················· 135
急性虫垂炎 ················· 112
急性肺血栓塞栓症 ··········· 33
吸入麻酔薬 ·················· 10
胸腔鏡下手術 ··············· 98
胸腔ドレーン ·············· 100
凝固異常 ····················· 5
凝固検査 ····················· 5
胸水 ························· 2
胸部X線検査 ················ 2
胸部食道がん ··············· 98
局所麻酔薬 ·················· 12
禁煙 ··················· 68, 102
筋弛緩 ······················· 8
筋弛緩薬 ···················· 10
巾着縫合 ··············· 40, 117

く

空腸間置法 ·················· 76

空腸瘻 …………………… 105	結腸切除術 ……………… 87	骨盤死腔炎 ……………… 97
空腹時血糖 ………………63	血糖 ………………………4	コールドテスト …………13
クーゲル法 …………… 114	血糖コントロール ………63	
くも膜 ……………………11	解熱薬 …………………… 149	**さ**
クロスマッチ ……………6	減圧チューブ ……………96	再建方法 …………………76
クロルヘキシジン清拭 ……80		臍処置 ……………… 78, 93
	こ	在宅経腸栄養 …………… 107
け	コアグラ …………………81	サードスペース …… 18, 104
経口血糖降下薬 …………63	降圧剤 ……………………60	サドルブロック …………11
経口摂取 …………… 44, 107	高位前方切除 ……………88	酸塩基平衡 ………………5
経口補水液 ………………80	高カロリー輸液 …………46	酸素化 ……………………5
経静脈栄養 ………………44	抗凝固薬 …………………65	酸素投与 …………………16
経腸栄養 …………… 44, 105	抗菌薬 ……………………57	残尿測定器 …………… 156
経鼻胃管 ……… 57, 96, 101	口腔ケア ……………… 102	
経皮経肝胆管ドレナージ	高血圧 ……………… 17, 60	**し**
…………………………… 136	高血圧緊急症 ……………62	痔核 …………………… 115
経皮経肝胆嚢ドレナージ	抗血小板薬 ………………65	ジクロフェナク …………36
…………………………… 136	抗血栓薬 ……… 5, 65, 128	シートンドレナージ …… 117
経皮内視鏡的胃瘻造設術	交差適合試験 ……………6	シャワー浴 ………… 78, 93
…………………………… 140	後出血 ……………… 18, 81	シャント …………………71
頸部食道がん ……………98	高比重液 …………………12	十二指腸液 ………………74
頸部ドレーン …………… 101	抗不整脈薬 …………… 159	手術創 ……………………40
外科的糖尿病 ……………14	硬膜外カテーテル ………14	手術部位感染 ……… 78, 148
下剤 ………………… 55, 78, 91	硬膜外鎮痛 ………………59	出血性合併症 ……… 5, 32, 65
血圧 ………………………60	硬膜外麻酔 ………… 14, 57	術後イレウス ……………58
血液ガス …………………5	肛門 ………………………89	術後悪心・嘔吐 …… 19, 57
血液型 ……………………6	絞扼性イレウス …………96	術後出血 ……… 5, 81, 83
血液検査 …………………4	誤嚥性肺炎 ……… 107, 144	術後心房細動 …………… 158
血液透析 …………………71	呼吸管理 ………… 104, 106	術後せん妄 …………… 153
血液培養検査 …………… 149	呼吸器合併症 ……… 5, 102	術後鎮痛 …………………59
血塊 ………………………81	呼吸器疾患 ………………68	術後疼痛 ……………… 152
血管炎 ……………………46	呼吸機能検査 ……………7	術後尿閉 ……………… 82, 156
血管造影 …………………84	呼吸訓練 ……………… 102	術後肺合併症 ……… 7, 68
血胸 ……………………… 139	呼吸不全 …………… 81, 104	術前経口補水療法 ………80
結紮切除術 …………… 115	呼吸抑制 …………………17	術前検査 …………………2
血小板数 …………………4	呼吸リハビリテーション	術前心電図 ………………2
血性排液 …………………83	…………………………… 68	

術前ストーマオリエンテーション ……………………47
術中低体温 ………………58
受動的ドレナージ ………21
循環管理 ………………104
漿液性（排液）…………23
消化管出血 …………………5
上皮化 ……………………41
情報ドレーン ……………20
静脈うっ滞 ………………31
静脈麻酔薬 ………………10
食事開始 ……………82, 94
食道胃吻合法 ……………76
食道がん …………………98
ショック症状 ………18, 81
除毛 ………………78, 91
痔瘻 ……………………116
新規経口抗凝固薬 ………65
腎機能 …………………4, 70
心筋梗塞 …………………5
神経症状 …………13, 14
心血管合併症 ………2, 70
人工呼吸管理 …………104
心臓の大きさ ……………2
身体障害者手帳 …………54
心電図 ……………………2
心拍数 …………………159
深部静脈 …………………30
深部静脈血栓症 …… 30, 81
心不全 …………… 2, 159
腎不全 …………………70
心房細動 …………………2

す

膵液ろう ……… 81, 84, 122
膵管チューブ …………123
膵頭十二指腸切除術 …… 121

頭痛 ……………………13
ストーマ …………………47
ストーマ壊死 ………49, 52
ストーマ合併症 …………52
ストーマサイトマーキング
……………………47, 93
ストーマ周囲膿瘍 ………49
ストーマ周囲皮膚障害 ……54
ストーマ装具 …… 48, 51, 54
ストーマ粘膜 ……………49
ストーマ粘膜皮膚離開
……………………49, 53
ストーマ閉鎖術 …………117
ストーマ閉鎖創 …………42
スパイロメトリー …………7
スライディングスケール
……………………63

せ

生化学検査 ………………4
脊髄くも膜下麻酔 ………11
絶飲食 …………55, 77, 91
切開開放術 ………………117
遷延一次閉鎖創 …………40
全覚醒 ……………………16
全血算 ……………………4
穿孔 ……………………129
先行鎮痛 …………81, 152
前処置 …………55, 130
全身性炎症反応症候群
……………………104
全身麻酔 …………………8
喘息 ……………………68
せん妄 …………17, 19, 153

そ

造影剤 ……………………83

創感染 …… 41, 97, 118, 144
挿管 ……………………104
早期経腸栄養 …………105
早期離床
……28, 31, 59, 69, 81, 105
創傷治癒過程 ……………41
増殖期 ……………………42
足関節運動 ………………81
鼠径ヘルニア …………113
速攻型インスリン ………63

た

退院 ………… 82, 94, 108
体液量 ……………………70
大建中湯 …………………96
体重 ……………………70
大腸がん …………………87
ダイバーティングストーマ
……………………88
タイプ・アンド・スクリーン
……………………6
多角的鎮痛 …………81, 152
ダグラス窩 ………………22
脱水 ……………………70
ダブルトラクト法 ………76
痰 …………………102, 104
淡血性（排液）…………23
胆汁性腹膜炎 …………139
弾性ストッキング ………31
淡々血性（排液）…………23
胆道出血 ………………138
胆嚢炎 …………………136
ダンピング症候群 …85, 107

ち

遅発性穿孔 ……………129
チャイルド・ピュー分類 … 121

チャイルド法 ················· 121
中心静脈栄養 ······· 44, 45, 77
中心静脈カテーテル ········ 46
虫垂炎 ························· 112
チューブ逸脱 ··············· 138
腸液（排液）·················· 24
腸炎 ··························· 148
腸管ガス像 ··················· 96
腸管処置 ····················· 128
腸管洗浄液 ··················· 128
腸管麻痺 ······· 14, 38, 57, 94
超低位前方切除 ·············· 88
治療的ドレーン ·············· 20
鎮痙薬 ················ 128, 130
鎮静 ···························· 8
鎮静薬 ······················· 129
鎮痛 ······················ 8, 152
鎮痛薬 ······················· 129

つ

通過障害 ······················ 44

て

低位前方切除術 ··············· 88
低栄養 ························· 44
低血圧 ··················· 81, 104
低血糖 ························· 64
低酸素血症 ··················· 16
低体温 ························· 58
デルマトーム ················· 13
電解質 ························· 4
点墨 ··························· 91

と

透析 ··························· 70
疼痛コントロール
·············· 34, 69, 81, 105

糖尿病 ··················· 56, 63
等比重液 ······················ 12
ドレーン
············· 20, 58, 81, 100, 107
ドレーンアミラーゼ ·········· 84
ドレーン排液 ·················· 23
ドレーン抜去 ············ 82, 94

な

内肛門括約筋切除術 ········· 89
内痔核 ······················· 115
内視鏡 ······················· 126
内視鏡的逆行性胆膵管造影
····························· 132
内視鏡的経鼻胆管ドレナージ
····························· 132
内視鏡的胆管ドレナージ
····························· 132
内視鏡的乳頭括約筋切開術
····························· 134
内視鏡的乳頭バルーン拡張術
····························· 134
内視鏡的粘膜下層剥離術
····························· 126
内視鏡的粘膜切除術 ······ 126
内視鏡的ポリープ切除術
····························· 126

に

肉芽 ··························· 41
二次閉鎖創 ··················· 41
ニボー像 ······················ 96
入院前カウンセリング ····· 55
乳び胸 ·········· 100, 104, 110
乳び性（排液）·················· 24
入浴 ····················· 78, 93
尿道カテーテル ·············· 58

尿閉 ··················· 14, 156
尿量 ··················· 18, 70
尿路感染 ····················· 148

の

脳梗塞 ·························· 5
膿性（排液）·················· 24
能動的ドレナージ ············ 21

は

肺炎
······ 2, 81, 102, 104, 109, 148
敗血症 ·················· 44, 149
肺血栓塞栓症 ······· 30, 56, 81
バイタルサイン ·············· 81
ハイリスク患者 ·············· 60
パウチング ··················· 20
バクテリアルトランスロケー
ション ······················ 44
白血球数 ······················ 4
発熱 ··························· 148
ハフィング ·················· 102
反回神経麻痺 ········· 104, 110
半覚醒 ························· 16
パンテチン ··················· 96
汎発性腹膜炎 ················· 95

ひ

皮下気腫 ····················· 100
非ステロイド性抗炎症薬
·························· 5, 34
皮膚障害 ······················ 54
皮膚保護剤 ··················· 49
表在静脈 ······················ 30
びらん ························· 54
ビルロート法 ················· 74
貧血 ··························· 4

181

ピンプリックテスト ……… 13
頻脈 ………… 17, 81, 104

ふ

不規則抗体スクリーニング検査
……………………………… 6
腹会陰式直腸切断術 ……… 90
腹腔鏡下手術 ……………… 57
腹腔鏡下胆嚢摘出術 …… 119
腹腔ドレーン ……… 58, 101
腹腔内出血 ……… 83, 138
腹腔内膿瘍 ………………… 84
腹式呼吸 ………………… 102
腹部食道がん ……………… 98
腹部所見 …………………… 81
腹膜炎 …………… 95, 144
腹膜刺激症状 …… 129, 139
不整脈 ……………………… 2
プッシュ法 ……………… 141
フットポンプ ……………… 31
不動化 ……………………… 8
ブプレノルフィン ………… 37
ブラウン吻合 ……………… 74
プル法 …………………… 141
フルルビプロフェン ……… 35
プレメディ ………………… 56
プロトロンビン時間 ……… 5
吻合部狭窄 …… 84, 107, 111
吻合部出血 ………………… 83
噴門形成術 ………………… 76
噴門側胃切除 ……………… 76

へ

閉鎖式ドレーン …………… 21
閉塞性動脈硬化症 ………… 32
併存疾患 …………………… 60
ベッド上安静 ……………… 28

ヘパリン ………… 33, 56, 65
ヘパリン置換 ……………… 65
ヘモグロビン値 …………… 4
ヘルニア ………………… 114
ペンタゾシン ……………… 37
ペンローズドレーン ……… 20

ほ

傍結腸溝 …………………… 22
膀胱充満 …………………… 17
縫合不全 …… 46, 81, 83, 95,
……… 100, 109, 118, 148
傍ストーマヘルニア ……… 47
発作性心房細動 ………… 158
発赤 ………………………… 54
ポリープ ………………… 126
ポリペクトミー ………… 126

ま

マイナーリーク …………… 83
マーキングディスク ……… 48
麻酔 ………………… 8, 57
麻酔維持 …………………… 10
麻酔高 ……………………… 13
麻酔前投薬 ………………… 56
麻酔薬 ……………………… 12
末梢静脈栄養 ……………… 44
末梢静脈路確保 …… 80, 93
麻痺性イレウス …………… 96
麻薬拮抗性鎮痛薬 ………… 37
麻薬性鎮痛薬 ……………… 37
慢性腎臓病 ………………… 70
慢性閉塞性肺疾患 …… 7, 68

む

無気肺 ……………………… 2

め

メジャーリーク …………… 83
メッシュ ………………… 114
メッシュプラグ法 ……… 114
面板 ………………………… 54

も

モリソン窩 ………………… 22

ゆ

幽門狭窄 …………………… 77
幽門側胃切除 ……………… 74
幽門輪温存膵頭十二指腸切除
………………………… 121
輸液 ………… 58, 70, 80, 104
輸血 ………………………… 6
癒着性イレウス …………… 96
輸入脚症候群 ……………… 86

よ

予防的ドレーン …………… 20

り

離床 …… 28, 59, 81, 93, 107
利尿薬 ……………………… 61
リバース …………………… 10
リンパ節郭清 …………… 100

る

ルーワイ法 ………………… 74

ろ

ロキソプロフェン ………… 36

わ

ワーファリン ……………… 65

欧文

ABG 5	EN 44	PN 44
ACE 阻害薬 61	ENBD 132	POAF 158
AF 2, 158	EPBD 134	PONV 19, 57
AKI 18, 63, 70	ERAS 55	POUR 156
ALTA 療法 115	ERCP 132	PPN 44
APR 90	ESD 126	PPPD 121
APTT 5	EST 134	PT 5
ARB 61	HAR 88	PTCD 136
ASO 32	Hb 4	PT-INR 67
CBC 4	HEN 107	PTGBD 136
CHADS$_2$スコア 67	ICG 検査 121	qSOFA スコア 149
Child-Pugh 分類 121	ISR 89	SIRS 104
CKD 70	LAR 88	sLAR 88
COPD 7, 68	NOAC 65	SSI 78, 148
CRBSI 148	NSAIDs 5, 34, 59, 70	SSPPD 121
CVC 46	PD 121	T&S 6
DG 74	PE 30, 56, 81	TAPP 法 114
DVT 30, 81	PEG 140	TEP 法 114
D ダイマー 32	PG 76	TG 76
EBD 132	PHS 法 114	TPN 44, 45, 77
EMR 126	PICC 46	VATS 98

先輩ナースが書いた
消化器外科ノート

2018年4月25日　第1版第1刷発行	著　者	久保　健太郎
	発行者	有賀　洋文
	発行所	株式会社 照林社
		〒112-0002
		東京都文京区小石川2丁目3-23
		電話　03-3815-4921（編集）
		03-5689-7377（営業）
		http://www.shorinsha.co.jp/
	印刷所	共同印刷株式会社

●本書に掲載された著作物（記事・写真・イラスト等）の翻訳・複写・転載・データベースへの取り込み、および送信に関する許諾権は、照林社が保有します。

●本書の無断複写は、著作権法上での例外を除き禁じられています。本書を複写される場合は、事前に許諾を受けてください。また、本書をスキャンしてPDF化するなどの電子化は、私的使用に限り著作権法上認められていますが、代行業者等の第三者による電子データ化および書籍化は、いかなる場合も認められていません。

●万一、落丁・乱丁などの不良品がございましたら、「制作部」あてにお送りください。送料小社負担にて良品とお取り替えいたします（制作部　☎0120-87-1174）。

検印省略（定価はカバーに表示してあります）
ISBN978-4-7965-2427-8
©Kentaro Kubo/2018/Printed in Japan